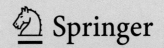

风湿病 超声诊断

Ultrasound in Rheumatology: A Practical Guide for Diagnosis

实用指南

主编 [英]卡西姆·阿克兰（Qasim Akram）
　　　[英]苏巴西斯·巴苏（Subhasis Basu）

主译 傅先水　吕 珂

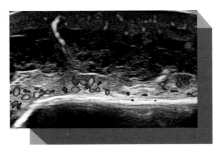

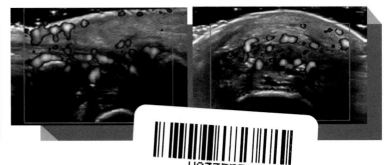

科学技术文献出版社
SCIENTIFIC AND TECHNICAL DOCUMENTATION PRESS
·北京·

图书在版编目（CIP）数据

风湿病超声诊断实用指南 /（英）卡西姆·阿克兰（Qasim Akram），（英）苏巴西斯·巴苏（Subhasis Basu）主编；傅先水，吕珂主译. —北京：科学技术文献出版社，2023.3

书名原文：Ultrasound in Rheumatology: A Practical Guide for Diagnosis

ISBN 978-7-5235-0003-3

Ⅰ.①风… Ⅱ.①卡… ②苏… ③傅… ④吕… Ⅲ.①风湿病—超声波诊断—指南 Ⅳ.① R593.210.4-62

中国国家版本馆 CIP 数据核字（2023）第 024623 号

著作权合同登记号 图字：01-2022-6326

中文简体字版权专有权归科学技术文献出版社所有

First published in English under the title

Ultrasound in Rheumatology: A Practical Guide for Diagnosis

edited by Qasim Akram and Subhasis Basu

Copyright © Qasim Akram and Subhasis Basu, 2021

This edition has been translated and published under licence from

Springer Nature Switzerland AG.

风湿病超声诊断实用指南

策划编辑：张 蓉 责任编辑：帅莎莎 郑 鹏 责任校对：王瑞瑞 责任出版：张志平

出 版 者 科学技术文献出版社

地 址 北京市复兴路15号 邮编 100038

编 务 部 (010) 58882938，58882087（传真）

发 行 部 (010) 58882868，58882870（传真）

邮 购 部 (010) 58882873

官 方 网 址 www.stdp.com.cn

发 行 者 科学技术文献出版社发行 全国各地新华书店经销

印 刷 者 北京地大彩印有限公司

版 次 2023 年 3 月第 1 版 2023 年 3 月第 1 次印刷

开 本 787×1092 1/16

字 数 193千

印 张 9

书 号 ISBN 978-7-5235-0003-3

定 价 98.00元

译者（以姓氏笔画为序）：

王　　巍　中国人民解放军总医院第四医学中心超声诊断科

邢 光 辉　中国人民解放军总医院第四医学中心超声诊断科

吕　　珂　北京协和医院超声医学科

孝 梦 甦　北京协和医院超声医学科

李 京 璘　北京协和医院超声医学科

张　　璟　北京协和医院超声医学科

陈 天 娇　北京协和医院超声医学科

陈 雪 琪　北京协和医院超声医学科

邵 禹 铭　北京协和医院超声医学科

莎仁高娃　北京协和医院健康医学部

桂　　阳　北京协和医院超声医学科

徐 钟 慧　北京协和医院超声医学科

陶 蕙 茜　北京协和医院超声医学科

蒋　　雪　中国人民解放军总医院第四医学中心超声诊断科

傅 先 水　中国人民解放军总医院第四医学中心超声诊断科

谭　　莉　北京协和医院超声医学科

颜 晓 一　北京协和医院超声医学科

编写秘书

陈 天 娇　北京协和医院超声医学科

原书序言

自 21 世纪初以来，肌骨超声检查作为临床评估的延伸，逐步被纳入到多种风湿性疾病的临床实践中，从炎性关节炎、晶体相关性关节炎、骨关节炎、结缔组织疾病、血管炎等，到软组织综合征，为疾病诊断及治疗决策制定提供帮助。此外，超声引导提高了肌骨注射或活检的准确性和安全性。

如今，超声检查不仅能准确地显示成年和儿童风湿性疾病患者的肌骨组织结构成像，还可以评估其他免疫性疾病累及的组织，如肺、血管或唾液腺等。

技术的不断进步凸显了超声的优势，如操作简便、成本相对较低、无创、实时动态成像等，实现了其在临床中的有效应用，被包括儿童在内的患者广泛接受。此外，最重要的一点是，超声检查可在就诊时根据需要对所有外周关节反复扫查，将临床症状和影像学图像联系起来，这无疑对患者颇有益处。

在当今风湿病学快速发展的时代，超声检查已成为社会卫生服务系统的重要组成部分，因此是未来的风湿病学专科青年医师的必修课程。超声图像采集具有实时性，因此是一种对操作者依赖性很强的影像学检查方法，需要对专科医师进行高质量的培训，这对熟练、安全的操作至关重要。正确的超声检查要求操作者掌握扎实的理论知识，包括断层解剖、成像基础、扫查方法、正常结构和病变结构的特点，伪像、病变的定义和诊断标准等。资深的风湿病学专科医师有义务提供与其他专业一样的切实有效的培训方法，以供青年医师了解超声仪器、学习超声操作方法。

这本书向所有决定加入风湿性疾病超声检查的同道，特别是青年医师，提供了全面且简明的操作教学指导，内容涉及超声基础、超声扫查技术，以及风湿性疾病累及的肌骨系统和其他解剖结构的诊断技巧。

因此，我认为本书将会为读者提升兴趣、提高技术能力带来有力帮助。

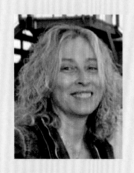

Esperanza Naredo, M.D., Ph.D.
Department of Rheumatology and
Joint and Bone Research Unit
Hospital Fundación Jiménez Díaz
Madrid, Spain

近年来，超声在风湿性疾病的诊断中发挥着越来越重要的作用。超声检查具有安全性高、费用相对低廉、图像质量高、无须造影剂、可在床旁进行等优点。风湿病学家认为，超声可作为临床病史和体格检查等标准诊疗流程以外的重要辅助检查手段。

　　受风湿性疾病影响的解剖结构可通过超声检查得到形态评估，这增强了我们对这些疾病的病理生理及病程的理解。尤其是在科技日新月异的现代世界，这些评估是患者了解自身疾病的有力工具。

　　超声检查作为常规病史采集和体格检查的辅助手段，对早期风湿病的滑膜炎诊断敏感性高（与磁共振成像相同），有助于启动早期治疗，提高患者满意度，改善预后。

　　超声对骨侵蚀（疾病侵袭性的预测指标）的检出率较高。超声亦可准确地检测脊柱关节炎的特征改变——肌腱附着端炎。超声检测还有助于鉴别退行性疾病、炎性关节炎和晶体相关性关节炎。彩色多普勒血流成像（color doppler flow imaging，CDFI）可显示特征性的"晕环征"，即大血管血管炎呈现的血管壁水肿，能够避免更具侵入性的颞动脉活检。超声检查还可显示内膜 – 中层的异常，这是大血管炎的另一特征性表现。

　　超声检查可以准确显示干燥综合征患者唾液腺的形态，以及肺间质纤维化患者肺部的变化。超声下穿刺针呈高回声，可以准确显示穿刺针进入目标区域的路径，实时并及时提供目标区域的重要信息，确定穿刺针的最佳角度、深度和进针方向，这确保了注射的准确性和安全性，可以尽量避免脂肪萎缩、周围结构损伤等不良反应。

　　我们坚信，现今社会每一位风湿病学专科医生都应具备超声检查的能力。事实上，超声应被视为风湿病专科医生的听诊器或眼，按照我们的观点，超声比听诊器更加准确。

　　与欧洲（大陆）相比，英美等国家在超声培训方面有所不足，对超声在大多数风湿性疾病诊断方面的应用缺乏了解。也有一些传统观念认为，超声在风湿病医师的诊室缺乏一席之地。

长时间的培训和经验的积累对于安全有效的超声检查必不可少，应该采取某种形式的评估方法对培训做出反馈，这对培训效果的确认和资质授予起到至关重要的作用。

在实际操作层面，良好的解剖学知识是基础，此外，医师还应掌握横切面的超声解剖知识，了解风湿性疾病的病程。

本书旨在帮助风湿病专科医师掌握超声操作技术。尽管这不是一本解剖学书籍，但也为读者提供了教授超声所用的解剖图像，以便更好地显示检查结构。书中详细介绍了最佳的探头摆放位置和图像显示方法，还可在床旁应用中发挥作用。每章都展示了典型的病变图像，如上肢和下肢的滑膜炎、腱鞘炎、骨侵蚀、骨赘和晶体相关性关节炎等。相关章节也显示了大血管血管炎、干燥综合征和肺间质疾病的超声表现。

希望读者能喜欢这本书，如同译者享受著述它的时候一样。祝读者的超声学习之旅好运。

Qasim Akram

超声影像在风湿免疫科医师临床实践和科研工作中发挥着越来越重要的作用，随着对风湿性疾病超声研究的日益深入，超声不仅对该领域的疾病诊断提供了很多补充信息，而且对早期发现、诊断分期、鉴别诊断、治疗效果的评估等都具有其他诊断手段所不能替代的功能，换言之，超声不是仅仅为了"验证"实验室的结果，它业已成为诊断本身所需要的指标之一，超声不是只追求锦上添花，它更是雪中送炭。

　　由 Springer 出版的 *Ultrasound in Rheumatology: A Practical Guide for Diagnosis* 是一部实用、简洁又不乏创新性和系统性的专著。以一个从事了多年肌骨超声实践者的视角来看，译者认为本书有几处亮点值得关注：①本书的每个病例都同时有解剖结构示意图、体位和探头位置图，以及超声声像图相对应，这种三位一体的展示方法，不仅特别适合于风湿科医师理解超声的描述和诊断结论，更适合于超声医师中的初学者快速、准确而规范掌握这项临床技能；②本书不仅介绍了人体六大关节的表现，而且增加了系统性硬化症及间质性肺病、风湿性血管炎和涎腺疾病等 3 个章节，这是以往超声医师容易忽略和不重视的内容，填补了国内同类专著的空白；③本书对风湿性疾病的好发部位的介绍较以往更为详尽，比如对手部小关节不仅关注滑膜炎的表现，而且对屈肌腱的滑车、掌板均有描述和高质量声像图，对手指的侧副韧带病变也没忽略，这些都使得本书具有独特的学习价值。

　　当然，由于本书侧重于风湿性疾病，加之由多位专家分工撰写，各章节容量不太均衡，比如本书的手腕关节和足踝关节的内容详尽，病例也很丰富，而髋关节和肘关节则有些过于粗简，不能完全满足临床实践的需要，尚需要进一步完善。但瑕不掩瑜，它仍然不失为一部对于风湿科、超声科医师来说颇有价值的参考书。

　　翻译是一项很艰苦而烦琐的工作，本书的译稿，是由北京协和医院与解放军总医院第四医学中心超声科的博士生和硕士生在繁忙的临床工作之余来完成的，从译者互审、主译通审先后进行了 4 次修订，有些措辞经全体译者多次讨论定稿，翻译过程中也改正了几处英文原稿中明显的错误。科学技术文献出版社的编辑老师也反复认真地审读书稿，先后提出了几十个问题帮助我们修正，同时为了方便读者，把原图中尤其是解剖示意图中的大量英文标记抹去，一一标上中文，为此编辑们付出了很艰辛的劳动，谨向所有译者和审稿者表示感谢。尽管我们做出了诸多努力，但错误和不足之处一定还有不少，恳请读者和同道批评指正。

傅先水　吕　珂

2022 年 12 月

目　录

第 1 章　超声检查概要 1

第 2 章　手腕和手 11

第 3 章　肘关节 39

第 4 章　肩部 53

第 5 章　髋关节 63

第 6 章　膝关节 71

第 7 章　踝和足 83

第 8 章　大血管炎超声 107

第 9 章　唾液腺 123

第 10 章　肺部超声 129

第 **1** 章

超声检查概要

M. Takhreem and Q. Akram

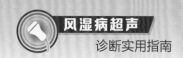

超声波概念及其工作原理

人耳听觉范围的声波频率通常为 20 ~ 20 000 Hz（或 20 kHz）。超声波是指频谱大于人耳听觉范围的声波，即 > 20 000 Hz。1000 Hz 等于 1 kHz。一些动物可以听到 100 000 Hz（100 kHz）的声波。医用超声设备的频率范围是 1 MHz（1 000 000 Hz）到 50 MHz（50 000 000 Hz）。

频率是指每个单位时间内的周期数，如每秒一个周期为 1 Hz。波长是声波在一个时间周期内传播的距离。

频率和波长呈负相关。波长随着频率的增加而缩短，随着频率的降低而增长（图1-1）。

高频声波的穿透距离小于低频声波，但分辨率随着频率的增加而增高。反过来说，频率越低，波长越长，穿透力越强，但分辨率越低。对于风湿病患者，多是检查位置表浅的关节（如手和足），因此需要更高频率的声波，这意味着穿透力更低，波长更短，但分辨率更高。

衰减是指声波在组织传播过程中能量和强度的减少。高频声波比低频声波衰减或吸收得快（组织穿透力小）（图1-2）。

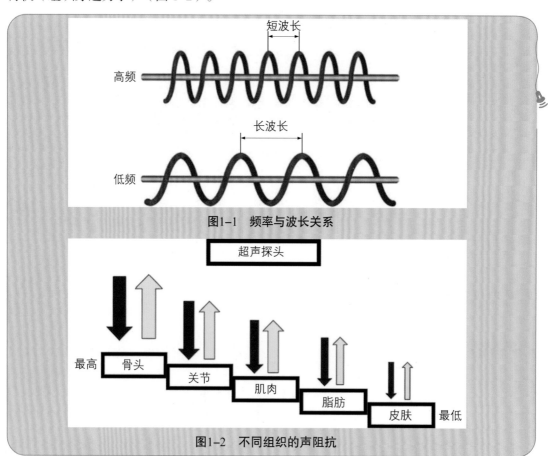

图1-1　频率与波长关系

图1-2　不同组织的声阻抗

声阻抗，即声波通过组织时遇到的阻力，与组织的密度和声波通过组织的声速有关。组织间的声阻抗差异越大，声音被反射的就越多。声阻抗在空气中较小，在肌肉中较大，在骨骼中更大，因此声束在骨骼表面反射而不能穿透。血液和滑液等液体不能反射声波（图 1-2）。

声学界面是指两种不同组织的交界面。入射的超声波在两种不同组织的界面上发生反射。组织密度差异越大，界面反射越强，而密度相近的两种组织间，声波容易通过。反射和穿透的量取决于声速和声阻抗。

由于皮肤和空气之间存在一个界面，须使用大量耦合剂作为介质（图 1-3、图 1-4）。如果物体表面是平坦的，且声源和物体之间没有空气，那么从探头发射的几乎所有声波都会在组织表面发生直角反射（图 1-5）。反射的声波被探头接收，探头中的晶体将其转化为电能，而计算机再将电能转换为超声图像，以便医师读图（图 1-6）。

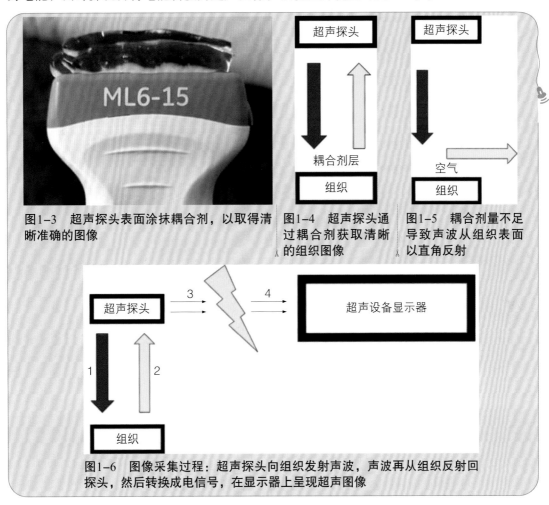

图1-3 超声探头表面涂抹耦合剂，以取得清晰准确的图像

图1-4 超声探头通过耦合剂获取清晰的组织图像

图1-5 耦合剂量不足导致声波从组织表面以直角反射

图1-6 图像采集过程：超声探头向组织发射声波，声波再从组织反射回探头，然后转换成电信号，在显示器上呈现超声图像

超声常用的检查模式

B 型超声和（或）灰阶超声的应用仅限于确定边界、鉴别液性或固态结构，无法鉴别纤维组织和活动性滑膜炎。

多普勒通过测量回波中的频移反映组织的运动（图 1-7、图 1-8）。

能量多普勒（power doppler，PD）超声以彩色显示多普勒功率。能量多普勒利用移动物体回波的强度来显示其位置和亮度，增加了仪器对炎症组织中的小血管和低速血流的敏感性。因此，能量多普勒对检测滑膜关节的活动性炎症具有价值。

多普勒原理表明，物体朝向探头方向移动时反射声波频率增高，物体远离探头方向时反射频率降低（图1-7、图1-8）。与灰阶超声一样，如果频率高，则可获得更清晰的血流图像，但穿透力更弱；而频率越低，穿透越深，但分辨率降低。增益决定了对血流的灵敏性，增加增益将提高信号的灵敏性。降低增益虽然降低了噪音和运动伪像（见下文），但也降低了灵敏性。因此，为了获得最清晰的能量多普勒图像，需要先增加增益，直到背景噪声出现，然后逐渐减小增益，直到背景噪声刚好消失。

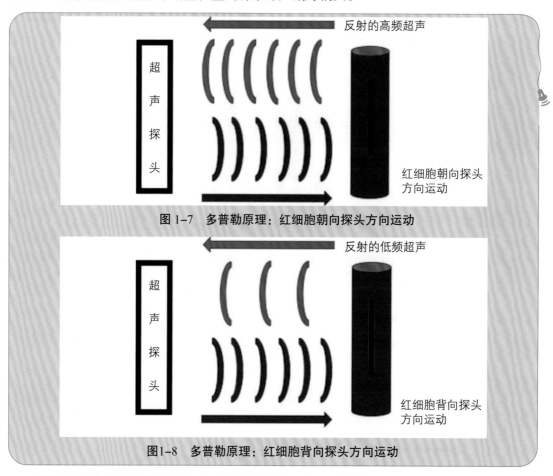

图1-7　多普勒原理：红细胞朝向探头方向运动

图1-8　多普勒原理：红细胞背向探头方向运动

彩色多普勒将多普勒原理与实时成像相结合，产生彩色信号，它可以显示血流的方向。屏幕上的红色表示血流朝向探头方向移动，蓝色表示远离探头方向。此外，彩色多普勒通过测量运动物体的频移来计算运动速度（图1-8）。

多普勒信号是由声波功率、运动粒子数、组织深度（关节浅部或深部）、回波信号（能量多普勒增益）的脉冲重复频率(pulse repetition frequency，PRF)、振幅及取样框大小和(或)帧率组合而成。

提高脉冲重复频率可以去除低流量的干扰、减少噪声，降低脉冲重复频率可以增加检测低流量的灵敏性，也增加较深信号的返回时间。降低脉冲重复频率可以提高灵敏性，但会有更多运动伪像。使用较低的脉冲重复频率可检测到低速血流，在风湿病学中很有价值。

当评估多普勒时，较大的取样框降低了帧频、影响了灵敏性，降低了由镜面伪像或混响伪像导致的假阳性风险（见下文）。

常见的超声伪像及减少伪像的方法

超声伪像是指超声检测到的深度、方向或振幅等与真实组织或目标之间存在差异。了解常见的伪像有助于准确地解读超声图像。

各向异性伪像是由于声波没有垂直入射组织而在其表面发生散射所形成的伪像，常出现在肌腱、神经和肌肉的检查中。这些散射的回波没有完全被探头捕捉到，所以局部呈现暗区，比如肌腱可能会出现低回声病变的假象（图1-9）。

声影是当声波入射强反射的组织表面（如骨骼或钙化）时产生的伪像，它表现为组织后方出现一个黑色的暗区，例如肩袖肌腱出现钙化性肌腱炎时（图1-10）。

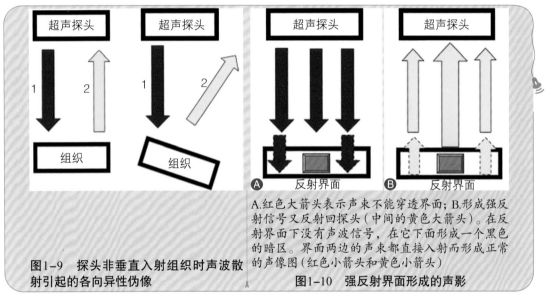

A.红色大箭头表示声束不能穿透界面；B.形成强反射信号又反射回探头（中间的黄色大箭头）。在反射界面下没有声波信号，在它下面形成一个黑色的暗区。界面两边的声束都直接入射而形成正常的声像图（红色小箭头和黄色小箭头）

图1-9 探头非垂直入射组织时声波散射引起的各向异性伪像

图1-10 强反射界面形成的声影

混响是声束在探头和物体之间来回反射产生小回波的一种现象。例如，将穿刺针插入组织中可以看到混响伪像（图1-11）。

当超声波倾斜入射（非垂直）两种密度不同的组织的界面时，会发生折射，导致传播信号丢失，图像清晰度降低。党规的设置是假设回波信号与入射波在同一直线。为了避免这种情况，探头必须保持尽可能接近90°（图1-12）。

随机噪声被看作是图像中一个随机的颜色焦点。随机噪声可以通过降低增益来避免，将增益降至刚好噪声消失。运动伪像是由患者、机器或探头的移动引起的，应保持患者舒适的体位以避免不必要的移动，固定超声设备并避免检查医师手臂的移动。镜面伪像是由强反射界面（如骨骼）引起的，多普勒也容易出现镜面伪像。多普勒的镜面伪像表现为骨骼下面出现假的血流。

彩色外溢是指血流的颜色溢出血管外，使血管看起来比它们本身粗。彩色外溢与增益相关，降低增益可以减少彩色外溢。但增益降低时，微弱的多普勒信号也会丢失，因此多

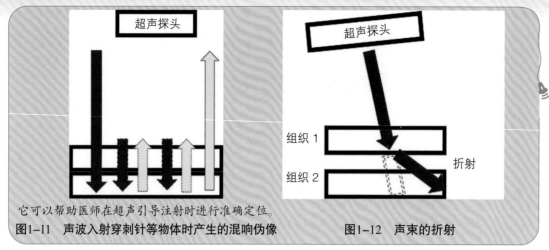

它可以帮助医师在超声引导注射时进行准确定位。

图1-11 声波入射穿刺针等物体时产生的混响伪像　　图1-12 声束的折射

普勒增益应依据随机噪声来设置。当红细胞流速高于脉冲重复频率时，会出现多普勒的混叠伪像。这发生在血管的狭窄段，表现为从红色向蓝色转换。红色表示血流流向探头方向，蓝色表示超出脉冲重复频率而不是反向血流。彩色多普勒伪像在第八章中有进一步的描述。

风湿病常见的超声特征性表现

组织结构依据其与周围组织的对比而被定义为无回声、低回声或高回声（图1-13）。

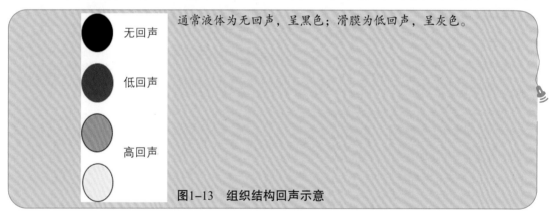

通常液体为无回声，呈黑色；滑膜为低回声，呈灰色。

图1-13 组织结构回声示意

关节滑膜通常是低回声，滑液和（或）积液是无回声。滑液可移位、可压缩，无多普勒信号，后方回声增强。尽管非常敏感的机器可显示某些关节内有少量血流，但健康人多数无多普勒信号。

骨骼表现为白色的高回声结构，软骨表现为骨骼表面的低回声带。

肌腱和韧带含有细纤维，与探头方向平行时表现为高回声。如果不与探头平行，则会导致各向异性伪像，肌腱可能表现为低回声或无回声，易被误诊为疾病。这时可以侧动探头来鉴别伪像。滑囊呈低回声或无回声，比如检查肩关节时，低回声或无回声通常为肩峰下—三角肌下滑囊。纤维软骨如腕部的三角纤维软骨、膝关节半月板、肩部和髋部的盂唇软骨均可表现为高回声。

神经为低回声，其结构多呈点状，纤维较少。腕管横断面上的正中神经有时被描述为像一个葡萄或橄榄。血管通常是无回声的，彩色多普勒血流成像和能量多普勒可以显示血流。这是检查颞动脉和腋动脉大动脉炎的方法（在本书后面章节有描述）。

皮下脂肪组织可以是不规则的低回声或中等回声。肌肉一般为低回声，但也可表现为中等回声或高回声。

机器和探头的操作步骤指导方案

⚙ 设备

大型固定仪器有更高的图像质量和更多的应用领域。而便携式仪器有相近的分辨率，易移动，更利于床旁和（或）病房的检查（图 1-14）。

⚙ 患者

根据所检查关节的深浅选用合适的探头，并让患者采取正确的检查体位。例如，对于肩部检查，应选择线阵探头，并让患者坐在检查椅上，肩部与医师的眼睛在同一水平。如果检查双脚，患者应坐在检查椅上，弯曲膝盖，将脚平放在检查椅上。用曲棍球杆探头可以更好地检查较小的关节（图 1-15）。另外，超声医师应当坐在舒适的旋转椅上，以便

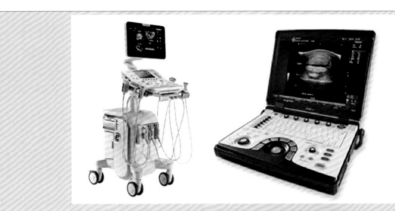

图1-14 固定超声设备及便携式超声设备

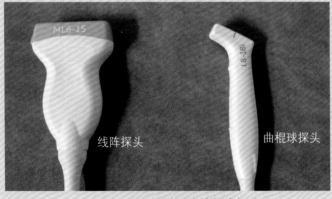

图1-15 适用于风湿病的超声探头

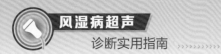
能够在他们检查的同时看到仪器显示屏。

　　超声检查时可使用一些方法和技巧。可先在短轴切面或横切面上扫查，然后旋转探头90°获得长轴切面或纵轴切面（图1-16），这也可以称为自旋转检查法。横切面时，探头可以通过前后侧动克服各向异性伪像。纵切时，探头可以从一边向另一边倾斜（图1-17）。跟—趾检查法是固定探头一端，而另一端移动（图1-18）。这有助于避免各向异性伪像，特别是在二头肌沟内检查二头肌腱时。

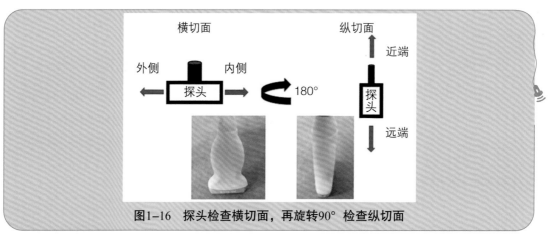

图1-16　探头检查横切面，再旋转90°检查纵切面

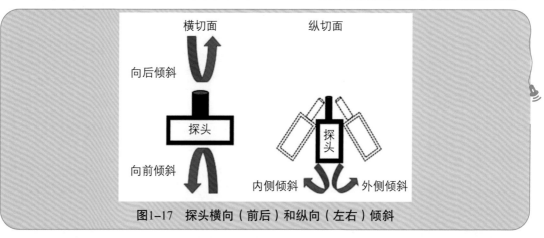

图1-17　探头横向（前后）和纵向（左右）倾斜

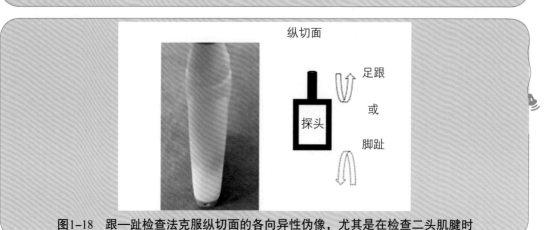

图1-18　跟—趾检查法克服纵切面的各向异性伪像，尤其是在检查二头肌腱时

建议像握笔一样用 3 根手指握探头，其余 2 根手指（尺侧）放在患者身上。这有助于消除检查时因对探头施加额外的压力而导致的误诊（图 1-19、图 1-20）

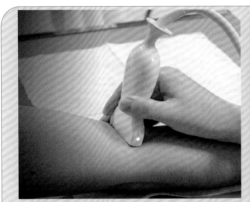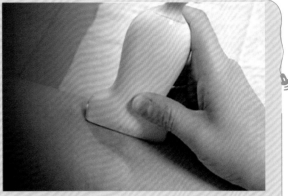

图1-19　横切面时标准的探头位置　　　　图1-20　纵切面时标准的探头位置

探头 / 仪器设置

选择合适的探头，患者处于正确的体位后，应考虑以下步骤：

- 左手调节机器各参数按钮，右手检查患者。
- 调整合适的关节检查深度。浅表的关节需要较小的深度，较深的关节需要较大的深度。
- 焦点应该设置在感兴趣区。有些较新的机器会自动完成这项工作。
- 根据关节的位置调节频率。浅表关节需要高频，深部关节需要低频。通常，这一部分肌骨超声已经预设好，可能不需要手动完成。
- 调节测量声波能量的增益。通常已在机器上设置过。
- 医师在检查时可以使用冻结按钮暂停检查和回顾图像。
- 应正确识别和使用能量多普勒和（或）彩色多普勒。
- 可通过测量键进行测量。
- 优化机器设置后再进行扫描，握探头不要用力过大。
- 组织结构的纵向（长轴）和横向（短轴）均应进行检查。探头自旋转 90° 检查这 2 个切面（图 1-19、图 1-20）。
- 任何病变均应在 2 个切面（纵向和横向）进行确认。
- 根据所在医院的规定存储图像。

2017 年，欧洲抗风湿病联盟发布了标准化检查流程，包括以下内容（其中一些已经在本章中进行了讨论）：

- 肌骨超声包括两种主要模式：B 模式（灰阶），提供解剖结构的形态学信息；多普勒模式（彩色多普勒或能量多普勒），可以评估血流。
- 肌骨超声应采用高分辨率线阵探头，即探头中心频率在 6 ~ 14 MHz，浅表区域频率 ≥ 15 MHz。
- 检查关节时，探头应垂直或平行于骨皮质表面（骨声学标志），使骨皮质呈明亮、

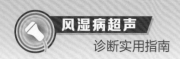

清晰的高回声。

• 通过轻微的侧动 [内侧到外侧和（或）后到前]、旋转探头进行动态扫查，获得最佳图像。

• 为了避免各向异性伪像 [在正常的高回声结构内出现低回声和（或）无回声的伪像，此伪像经常出现在肌腱]，应连续调整探头，以保持声束垂直于肌腱纤维，特别是在肌腱插入部位。

• 在长轴扫查时，结构的近端通常位于屏幕的左侧。只要屏幕上图像的移动方向与探头在患者身上的移动方向保持平行，反过来也是可以的。

• 探头加压可以帮助鉴别积液（可压缩）和固体（不可压缩）。

• 多普勒检查时，尽量不加压，以避免压迫小血管导致血流中断。

• 检查表浅结构时，应用大量的耦合剂，尤其是在不能加压的情况下。

• 机器设置为 B 型和多普勒的模式，应优化超声图像采集流程。

参考文献

（遵从原版图书著录格式）

[1] Iagnocco A, Naredo E, Bijlsma JWJ. Becoming a musculo-skeletal ultrasonographer. Best Pract Res Clin Rheumatol. 2013;27:271081.

[2] Schmidt WA, Backhaus M. What the practising rheumatologist needs to know about the technical fundamentals of ultrasonography. Best Pract Res Clin Rheumatol. 2008;22(6):981–99.

[3] Martinoli C. Gain setting in power Doppler. Radiology. 1997;202:284–85.

[4] Kremkau FW. Doppler color imaging. Principles and Instrumentation. Clin Diagn Ultrasound. 1992;27:7–60.

[5] Torp-Pedersen ST, Terslev L. Settings and artefacts relevant in colour/power doppler ultra- sound in rheumatology. Ann Rheum Dis. 2008;67:143–49.

[6] Taljanovic MS, Melville DM, Scalcione LR, Gimber LH, Lorenz EJ, Witte RS. Artefacts in musculo-skeletal ultrasonography. Semin Musculoskeletal Radiol. 2014;18:3–11.

[7] Terslev L, Diamantopolous AP, Dohn Moller U, Schmidt WA, Torp-Pedersen S. Setting and artefacts relevant for doppler ultrasound in large vessel vasculitis. Arthritis Res Ther. 2017;19:167.

[8] Möller I, Janta I, Backhaus M, et al. The 2017 EULAR standardised procedures for ultra- sound imaging in rheumatology. Ann Rheum Dis. 2017;76(12):1974–79.

[9] Backhaus M, Burmester GR, Gerber T, Grassi W, Machold KP, Swen WA, et al. Guidelines for musculoskeletal ultrasound in rheumatology. Ann Rheum Dis. 2001;60:641–9.

[10] Brown AK, O'connor PJ, Roberts TE, Wakefield RJ, Karim Z, Emery P. Recommendations for musculoskeletal ultrasonography by rheumatologists: setting global standards for best practice by expert consensus. Arthritis Rheum. 2005;53(1):83–92. https://doi.org/10.1002/ art.20926.

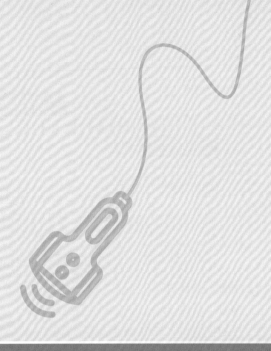

第 2 章

手腕和手

Qasim Akram

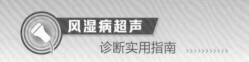
腕和手的背侧检查

◉ 手腕背侧检查

基本解剖学

腕关节是由桡骨和尺骨远端与8块腕骨结合而成的。它包括尺桡关节、腕桡关节和腕中关节（示意图2-1）。

8块腕骨排列在近端和远端。近端包括舟骨、月骨、三角骨和豌豆骨。远端包括大多角骨、小多角骨、头状骨及钩骨（示意图2-1），腕管由上述骨和屈肌支持带（又名腕横韧带）组成（示意图2-2、示意图2-3）。三角形纤维软骨位于尺骨茎突和大多角骨之间，呈双凹盘状（示意图2-4）。

9个伸肌肌腱沿背侧走行，负责伸展手指（示意图2-5）。9个屈肌肌腱沿掌侧走行，负责手指屈曲运动（示意图2-2、示意图2-3）。桡侧腕屈肌和尺侧腕屈肌与腕骨相连，掌长肌腱与腕横韧带（屈肌支持带）和掌腱膜相连（示意图2-3）。

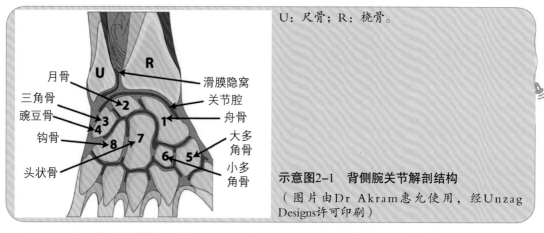

U：尺骨；R：桡骨。

示意图2-1　背侧腕关节解剖结构

（图片由Dr Akram惠允使用，经Unzag Designs许可印刷）

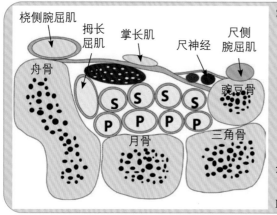

S：指浅屈肌腱；P：指深屈肌腱。

示意图2-2　掌侧腕管解剖结构

（图片由Dr Akram惠允使用，经Unzag Designs许可印刷）

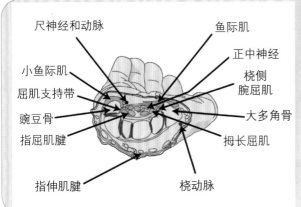

示意图2-3 腕管横切面解剖结构

（图片由Dr Akram惠允使用，经Unzag Designs许可印刷）

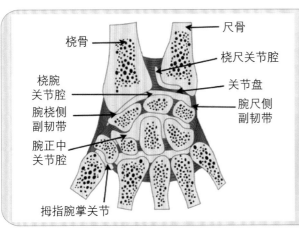

包括尺侧的关节盘，显示了三角形纤维软骨。

示意图2-4 背侧腕关节解剖结构

（图片由Dr Akram惠允使用，经Unzag Designs许可印刷）

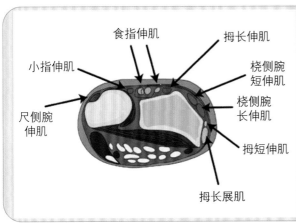

示意图2-5 手腕水平伸肌腱的解剖结构

（图片由Dr Akram惠允使用，经Unzag Designs许可印刷）

Lister 结节（在桡骨上）是非常有用的超声鉴别标志，位于第二和第三骨纤维管之间。第一骨纤维管室最靠近桡骨，包括拇长展肌腱（abductor pollicis longus，APL）和拇短伸肌腱（extensor pollicis brevis，EPB）。其内侧是第二骨纤维管，包含桡侧腕长伸肌（extensor carpi radialis longus，ECRL）和桡侧腕短伸肌（extensor carpi radialis brevis，ECRB），它们位于第二和第三掌骨的基部。第三骨纤维管包含拇长伸肌腱（extensor pollicis longus，EPL），并通过 Lister 结节与第二骨纤维管分开。第四骨纤维管较大，容纳了第二至五指的指总伸肌腱（extensor digitorum common，EDC）和示指伸肌腱（extensor indicis

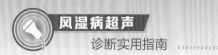

proprius，EIP）。第五骨纤维管包括小指伸肌（extensor digiti minimi，EDM），第六骨纤维管（大部分为尺侧）包括尺侧腕伸肌（extensor carpi ulnaris，ECU），它沿着远端尺骨插入第五掌骨的基底（示意图2-5至示意图2-7）。

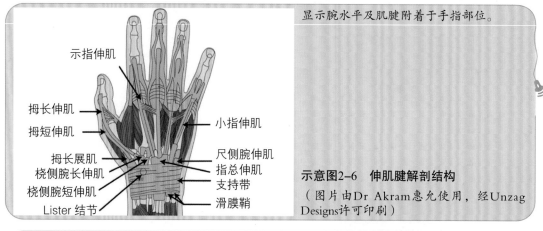

显示腕水平及肌腱附着于手指部位。

示意图2-6　伸肌腱解剖结构

（图片由Dr Akram惠允使用，经Unzag Designs许可印刷）

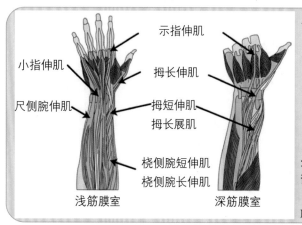

显示浅部和深层骨纤维管。

示意图2-7　手腕和手指水平的伸肌腱解剖结构

（图片由Dr Akram惠允使用，经Unzag Designs许可印刷）

　　腕和手的主要运动是屈、伸、桡尺侧偏移及旋后和旋前。

　　在开始检查手腕和手关节时，首先应该评估手腕的背侧。线阵探头通常用于检查手腕和手（10～15 MHz），但更高频率的探头（如曲棍球探头）主要用于较小的外周关节，包括评估掌指关节和近端指间关节水平的透明软骨、矢状带、A1～A5滑车和伸肌腱。在检查中调节合适的深度和焦点，检查者一只手调节超声设备参数，另一只手检查相关的关节区域。

　　患者通常坐在椅子上，双手放松旋前水平放置，呈中位或轻微屈曲（图2-1），偶尔可以用垫子支撑双手。检查者通常面对患者。

　　可以在腕背侧评估的主要结构包括桡尺关节、桡腕关节、腕掌关节和伸肌骨纤维管（1～6）。

桡尺关节

　　腕背侧的评估从桡尺关节的横切面扫查开始（图2-2、图2-3）。前臂旋前，肘关节屈曲，手掌平放在检查椅上。探头横向放置在桡骨远端和尺骨远端，然后从近端向远端扫描。

14

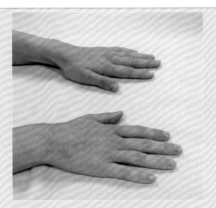

图2-1 评估腕关节时患者体位

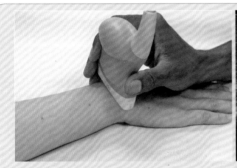

横切面扫查桡尺关节。

图2-2 患者体位和探头位置（起始点）

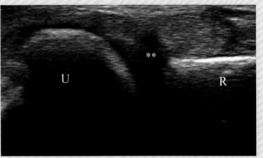

R：桡骨；U：尺骨；**：桡尺关节。

图2-3 桡尺关节横切面

桡腕关节和腕骨间关节

保持相同的位置，将探头旋转到与第三掌骨或中指一致的纵切面上查看桡腕关节。探头通常向远端扫向腕掌关节，沿探头运动方向识别桡骨、月骨和头状骨（图2-4、图2-5）。探头应从近端移向远端，从内侧移向外侧。

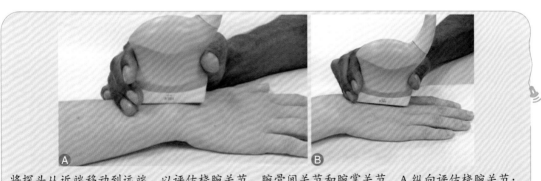

将探头从近端移动到远端，以评估桡腕关节、腕骨间关节和腕掌关节。A.纵向评估桡腕关节；B.腕骨间关节和腕掌骨关节。

图2-4 患者体位和探头位置

伸肌腱和 Lister 结节

在上述检查之后，操作者应在 Lister 结节水平对每个骨纤维管（1~6）进行检查。

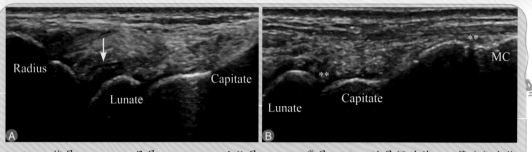

Radius：桡骨；Lunate：月骨；Capitate：头状骨；MC：掌骨；**：腕骨间关节；A.箭头指向桡腕关节；B.腕骨间关节、腕掌关节。

图2-5　桡腕关节纵切面

患者的体位保持不变。探头置于Lister结节和尺骨茎突的水平。伸肌支持带也可在此水平进行评估（图2-6、图2-7）。

第二骨纤维管位于桡骨侧面Lister结节内侧，其内包含桡侧腕长伸肌、桡侧腕短伸肌（图2-8、图2-9）。

为了检查第一伸肌腱骨纤维管，腕关节呈半旋前方向，手置于旋后和旋前位置的中间位置（图2-10、图2-11），探头横放于桡骨茎突之上。探头从内侧向外侧横切面扫查拇长展肌和拇短伸肌的整个肌腱。然后将探头置于纵切面中（图2-12、图2-13），并从近端到远端扫描可辨认出桡骨茎突，如果探头向远端扫描，可以看到舟状骨结节。

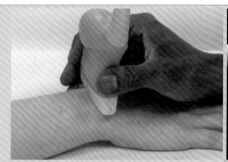

横切面扫查伸肌腱。

图2-6　患者体位和探头位置

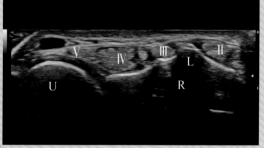

R：桡骨；U：尺骨；L：Lister结节；Ⅱ、Ⅲ、Ⅳ、Ⅴ：腕关节水平的第二、第三、第四、第五伸肌腱骨纤维管。

图2-7　伸肌腱横切面

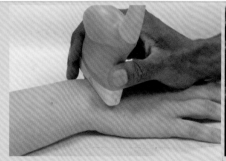

横切面扫查第二伸肌腱骨纤维管。

图2-8　患者体位和探头位置

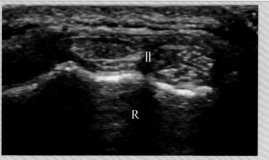

Ⅱ：第二伸肌腱骨纤维管；R：桡骨。

图2-9　第二伸肌腱骨纤维管横切面

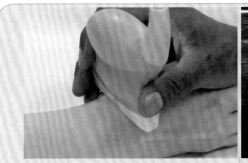
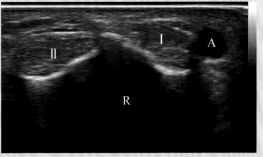

横切面扫查第一伸肌腱骨纤维管。

Ⅰ：第一伸肌腱骨纤维管；Ⅱ：第二伸肌腱骨纤维管；A：动脉血管；R：桡骨。

图2-10 患者体位和探头位置　　图2-11 第一伸肌腱骨纤维管横切面

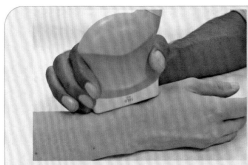
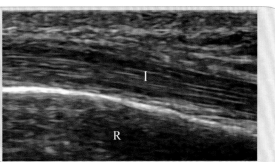

纵切面扫查第一伸肌腱骨纤维管。

Ⅰ：第一伸肌腱骨纤维管；R：桡骨。

图2-12 患者体位和探头位置　　图2-13 第一伸肌腱骨纤维管纵切面

　　嘱患者将手腕放回原来的位置（肘关节屈曲、腕关节旋前），接下来将探头移至Lister结节的外侧，在横切面上识别第三骨纤维管（图2-14、图2-15）。

　　将探头向更外侧移动，可以看到第四伸肌腱骨纤维管，这使得桡尺关节水平的指伸肌显示不清（图2-16、图2-17）。

　　第五伸肌腱骨纤维管位于尺骨茎突内侧（图2-18、图2-19）。

　　为了检查第六伸肌腱骨纤维管，应嘱患者手腕轻微向桡侧偏移。在横切面声像图中，探头置于尺骨沟中，识别出第六伸肌腱（图2-20、图2-21），探头从内侧向外侧扫查。接下来纵切面扫查第六伸肌腱骨纤维管，探头从近端扫向远端。远端尺骨和三角骨在声像图中可见（图2-22、图2-23）。三角形纤维软骨也可以在这个平面上识别（图2-23）。降低频率和增加增益是调节中较为重要的，如在三角纤维软骨中识别假性痛风的晶体沉积。

　　舟月韧带

　　在相同的位置，一只手处于轻微屈曲的状态可以看到舟月韧带。探头横置在舟骨和月骨之间，应该可以看到第四伸肌腱骨纤维管、舟状骨和月状骨（图2-24、图2-25）。

　　拇指背侧掌指关节和腕掌关节（示意图2-8）

　　操作者接下来可以对手的小关节进行检查。首先，在长轴切面中检查第一腕掌关节（carpometacarpal，CMC）向下到拇指掌指关节（metacarpophalangeal joint，MCPJ）。手应置于半旋前位，类似于检查第一伸肌腱骨纤维管的位置（图2-26、图2-27）。

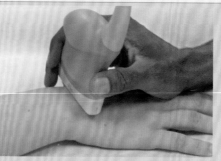

横切面扫查第三伸肌腱骨纤维管。

图2-14　患者体位和探头位置

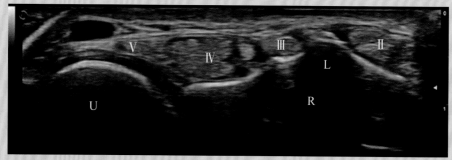

Ⅱ、Ⅲ、Ⅳ、Ⅴ：第二、第三、第四、第五伸肌腱骨纤维管；U：尺骨；R：桡骨；L：Lister结节。

图2-15　第三伸肌腱骨纤维管横切面

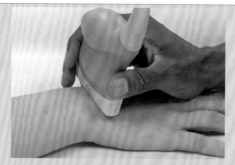

横切面扫查第四伸肌腱骨纤维管。

图2-16　患者体位和探头位置

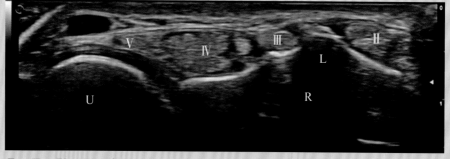

Ⅱ、Ⅲ、Ⅳ、Ⅴ：第二、第三、第四、第五伸肌腱骨纤维管；U：尺骨；R：桡骨；L：Lister结节。

图2-17　第四伸肌腱骨纤维管横切面

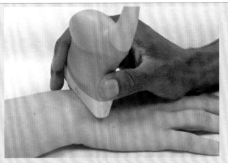

横切面扫查第五伸肌腱骨纤维管。
图2-18 患者体位和探头位置

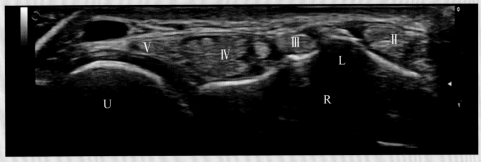

Ⅱ、Ⅲ、Ⅳ、Ⅴ：第二、第三、第四、第五伸肌腱骨纤维管；U：尺骨；R：桡骨；L：Lister结节。

图2-19 第五伸肌腱骨纤维管横切面

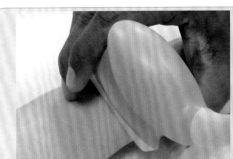

横切面扫查第六伸肌腱骨纤维管。

图2-20 患者体位和探头位置

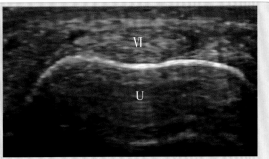

U：尺骨；Ⅵ：第六伸肌腱骨纤维管。

图2-21 第六伸肌腱骨纤维管横切面

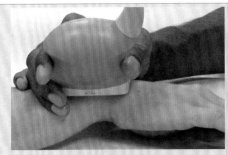

纵切面扫查第六伸肌腱骨纤维管。

图2-22 患者体位和探头位置

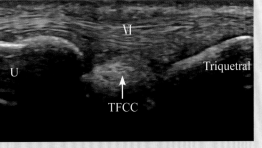

Ⅵ：第六伸肌腱骨纤维管；TFCC：三角形纤维软骨；Triquetral：三角骨；U：尺骨。

图2-23 第六伸肌腱骨纤维管纵切面

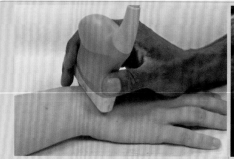

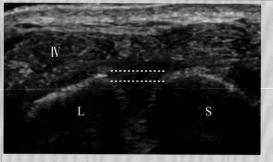

横切面扫查舟月韧带。

L：月骨；S：舟骨；虚线为舟月韧带；Ⅳ：第四伸肌腱骨纤维管。

图2-24　患者体位及探头位置　　　　图2-25　舟月韧带横切面

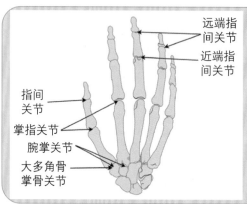

包括腕掌关节和拇指掌指关节以及其他掌指关节、近端指间关节和远端指间关节。

示意图2-8　手部小关节解剖结构

（图片由Dr Akram惠允使用，经Unzag Designs许可印刷）

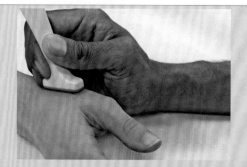

纵切面扫查第一腕掌关节。

图2-26　患者体位和探头位置

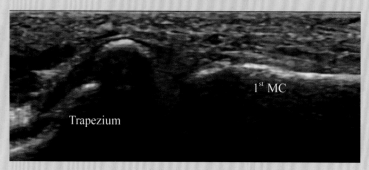

Trapezium：大多角骨；1ˢᵗ MC：第一掌骨。

图2-27　第一腕掌关节纵向扫查

背侧掌指关节（示意图 2-8）

患者手可以处于放松位，也可以放在稍微弯曲的位置。首先检查掌指关节的纵切面（图 2-28、图 2-29），然后是横切面（图 2-30、图 2-31）。探头应向外侧和内侧扫查，确保在横切面中看到伸肌腱、滑膜关节和透明软骨。矢状带（示意图 2-9）也可在此水平上识别出来。掌指的全屈曲状态可以彻底地检查软骨，最简单的方法是让患者做握拳动作。

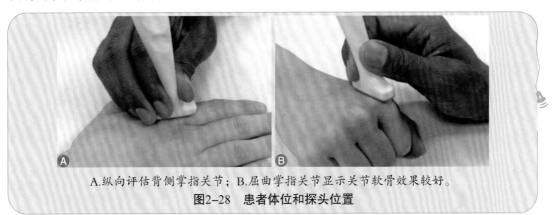

A.纵向评估背侧掌指关节；B.屈曲掌指关节显示关节软骨效果较好。

图2-28　患者体位和探头位置

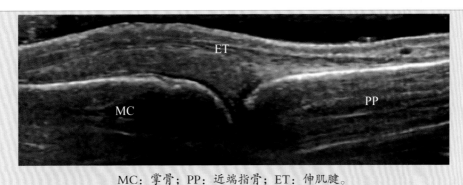

MC：掌骨；PP：近端指骨；ET：伸肌腱。

图2-29　背侧掌指关节纵切面

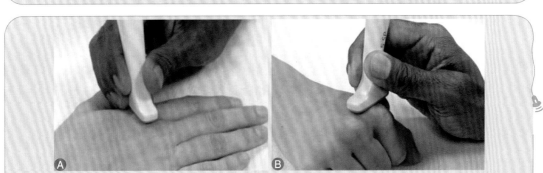

A.横切扫查掌指关节；B.屈曲位扫查。

图2-30　患者体位和探头位置

背侧近端指间关节（示意图 2-8）

探头可向远端移动，在纵切面（图 2-32、图 2-33）和横切面（图 2-34、图 2-35）中识别近端指间关节，确保仔细观察伸肌腱、滑膜关节和透明软骨。

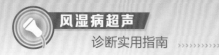
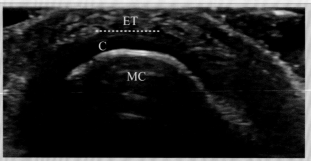

MC：掌骨；C：软骨；ET：伸肌腱；虚线表示矢状带。

图2-31　背侧MCPJ横切面

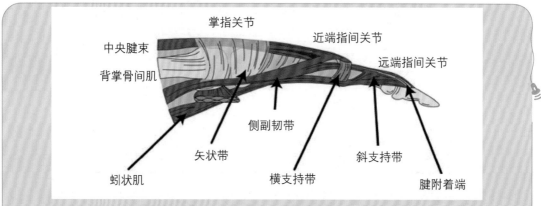

示意图2-9　背侧掌指关节（腕掌关节）、近端指间关节和远端指间关节解剖结构

（图片由Dr Akram惠允使用，经Unzag Designs许可印刷）

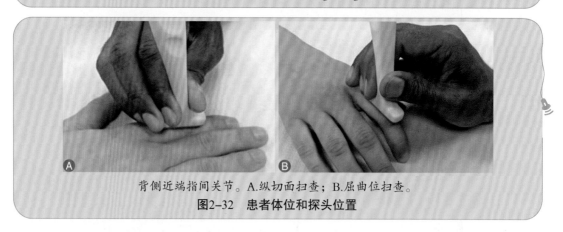

背侧近端指间关节。A.纵切面扫查；B.屈曲位扫查。

图2-32　患者体位和探头位置

背侧远端指间关节（示意图2-8）

操作者可将探头进一步向远端移动，检查远端指间关节，再次观察滑膜关节、下方骨骼和伸肌腱（图2-36、图2-37）。

副韧带（掌指关节和近端指间关节）（示意图2-9）

为了观察掌指关节的副韧带，探头应置于掌骨头和近端指骨之间，探头沿长轴扫查，

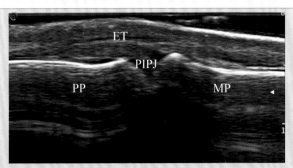

PP：近端指骨；MP：中节指骨；ET：伸肌腱；PIPJ：近端指间关节囊。

图2-33　背侧近端指间关节纵切面

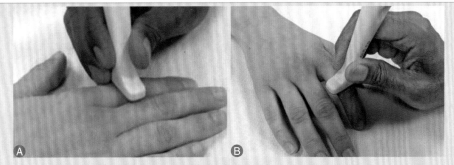

A.横切面扫查背侧近端指间关节；B.完全屈曲位扫查。

图2-34　患者体位和探头位置

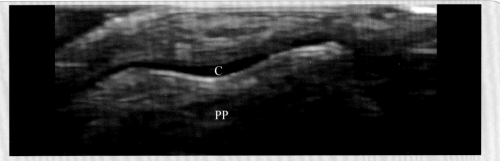

确保扫查到伸肌腱、滑膜关节和透明软骨（C）。PP：近端指骨。

图2-35　背侧近端指间关节的横切面

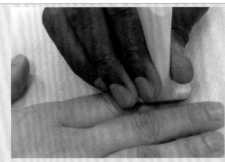

纵切面扫查背侧远端指间关节。

图2-36　患者体位和探头位置

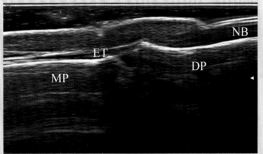

MP：中节指骨；DP：远端指骨；ET：伸肌腱；NB：甲床。

图2-37　远端指间关节背侧纵切面

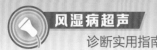
应该看到掌骨头、近节指骨和掌侧板。桡侧和尺侧均可见副韧带（图2-38至图2-41）。

对于近端指间关节的副韧带，探头放置在近端指骨和中节指骨之间。在桡侧和尺侧分别检查，应可见近端指骨、韧带和中节指骨。

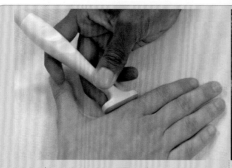

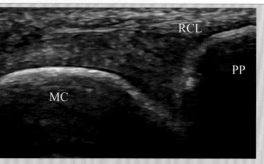

评估掌指关节桡侧副韧带时近端指间关节和远端指间关节的扫查可以使用类似的方法实现。

图2-38 患者体位和探头位置

MC：掌骨；PP：近端指骨；RCL：桡侧副韧带。

图2-39 掌指关节桡侧副韧带的纵切面

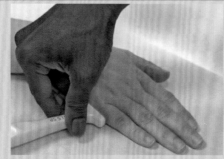

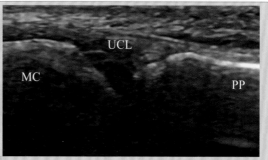

评估掌指关节尺侧副韧带时近端指间关节和远端指间关节可以使用类似的检查方法。

图2-40 患者体位和探头位置

MC：掌骨；PP：近端指骨；UCL：尺侧副韧带。

图2-41 尺侧副韧带掌指关节纵切面

拇指副韧带（示意图2-9）

至于拇指尺侧副韧带的扫查，患者前臂应处于半旋前位，拇指外展，肘部弯曲。探头放置在掌骨和近节指骨之间。应同时观察纵向和横向切面，并且从内侧到外侧、从远端到近端检查，应可见第一掌骨头及近节指骨。

腕和手的掌侧检查

🔘 **手腕掌侧检查**（桡腕关节、腕管、正中神经、屈肌腱）

基础解剖学（示意图2-2、示意图2-3）

屈肌支持带插入舟骨和大多角骨（桡侧）及豌豆骨和钩骨钩（尺侧）以形成腕管。

9 根指屈肌肌腱穿过腕管到达手指,其中 4 根来自指浅屈肌(第二至第五指)、4 根来自指深屈肌(第二至第五指),另有一根拇长屈肌腱插入拇指。腕屈肌位于腕管外,位置更表浅,包括桡侧腕屈肌和尺侧腕屈肌。桡侧腕屈肌腱附着在第二掌骨底的掌侧,允许屈腕并使腕外展。尺侧腕屈肌位于腕的尺侧,经过豌豆骨附着在钩骨钩和第五掌指关节,允许屈腕并使腕内收。掌长肌很薄,20% 的人没有掌长肌。它一般居中穿过腕部,位于屈肌支持带的表面。

正中神经走行在腕管内拇长屈肌腱和指浅屈肌腱的浅层。腕管近端的正中神经横切面呈椭圆形,当其走行至腕管远端(钩骨钩水平)时,更趋于扁平。正中神经在腕管内始终被屈肌支持带覆盖。

因此在完成背侧腕和手的检查后,将手掌朝上,并使检查床(或平面)上的手腕弯曲程度达到最小,此时肘部仍保持屈曲状态。在这个姿势上,探头置于掌侧腕上方并与肢体长轴平行,可识别浅层的正中神经及其深方的桡骨、腕骨。扫查时从肢体近端向远端移动探头(图 2-42 至图 2-44)。

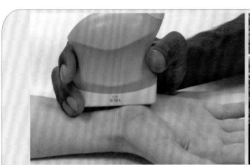

纵切面扫查掌侧腕关节和正中神经。

图2-42 患者体位和探头位置

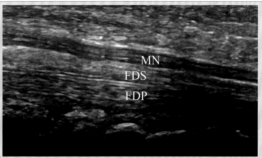

MN:正中神经;FDS:指浅屈肌;FDP:指深屈肌。

图2-43 纵切面扫查正中神经

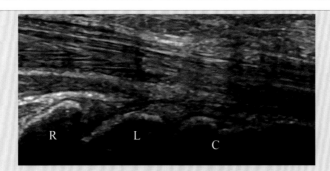

R:桡骨;L:月骨;C:头状骨。

图2-44 纵切面扫查桡腕关节

随后将探头旋转 90° 进行横切面扫查以识别腕管内的结构,包括正中神经和指屈肌肌腱等,探头位于舟骨结节和豌豆骨之间的屈肌支持带上方。在声像图上,在肢体近端应看到舟骨、豌豆骨,将探头向肢体远端移动应该可以看到三角骨和钩骨(图 2-45、图 2-46)。

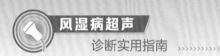

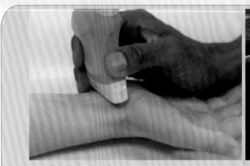

横切面扫查腕管。

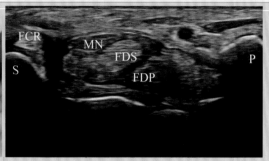

S：舟骨；P：豌豆骨（均位于近端，对应的
大多角骨和钩骨位于远端）；FCR：桡侧腕
屈肌；MN：正中神经；FDS：指浅屈肌；
FDP：指深屈肌。

图2-45　患者体位和探头位置　　　图2-46　横切面扫查腕管和正中神经

腕部的屈肌腱（含拇长屈肌腱）

基本解剖

指浅屈肌和指深屈肌共同作用可屈曲掌指关节和近侧指间关节。指深屈肌可屈曲远侧
指间关节（示意图2-10、示意图2-11）。

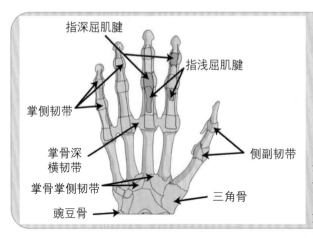

示意图2-10　屈肌腱和小关节韧带的解剖结构

（图片由Dr Akram惠允使用，经Unzag Designs许可印刷）

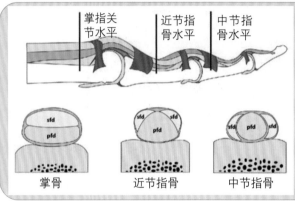

sfd：指浅屈肌腱；pfd：指深屈肌腱。

示意图2-11　指屈肌腱解剖结构

（图片由Dr Akram惠允使用，经Unzag Designs许可印刷）

5 个环状滑车位于屈肌腱鞘特定部位，并由近到远依次命名。

第一滑车（A1）从掌指关节的掌板向近节指骨的基底部延伸，第二滑车（A2）从近节指骨基底部向中远 1/3 交界处延伸，第三滑车（A3）较小，位于近端指间关节上方，第四滑车（A4）位于中节指骨的中间 1/3 处，第五滑车（A5）位于远端指间关节（示意图 2-12）。

保持体位不变，探头横切放置在舟骨结节和豌豆骨之间的屈肌支持带上，从内到外扫描（图 2-45、图 2-46）可识别腕部的屈肌肌腱。

随后将探头移动至拇指，分别在横切面、纵切面识别拇长屈肌腱（图 2-47 至图 2-50）。

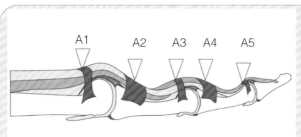

A1 位于掌指关节水平；A2、A3 位于近节指骨；A4、A5 位于中节指骨。

示意图 2-12　屈肌肌腱环形滑车结构
（图片由 Dr Akram 惠允使用，经 Unzag Designs 许可印刷）

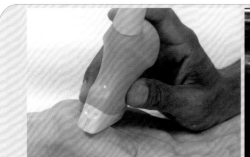

横切面扫查拇长屈肌。
图 2-47　患者体位和探头位置

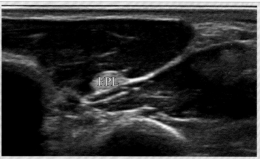

FPL：拇长屈肌腱。
图 2-48　横切面扫查拇长屈肌腱

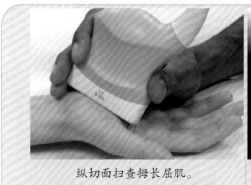

纵切面扫查拇长屈肌。
图 2-49　患者体位和探头位置

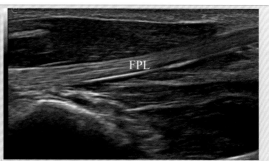

FPL：拇长屈肌腱。
图 2-50　纵切面扫查拇长屈肌腱

掌侧第一腕掌关节

上述扫查后，操作者嘱患者伸展拇指。将探头置于第一掌骨和大多角骨上方，由远及近纵切面扫查（图 2-51、图 2-52）。

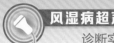

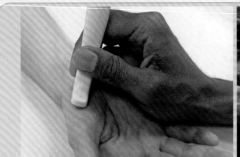

纵切面扫查第一腕掌关节。

图2-51　患者体位和探头位置

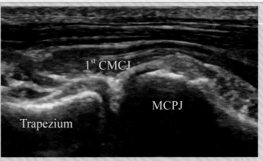

Trapezium：大多角骨；1ˢᵗ CMCJ：第一腕掌关节；MCPJ：掌指关节。

图2-52　纵切面扫查第一腕掌关节

指屈肌腱

　　将探头置于掌骨头上方，横切扫查以识别指屈肌腱。分别从纵切面和横切面两个角度检查每个指屈肌腱。纵切面时由近及远扫查，横切面时由内向外扫查。应能观察到掌骨和指骨（图2-53至图2-64）（示意图2-12）。指浅屈肌附着在中节指骨，指深屈肌附着在远节指骨。

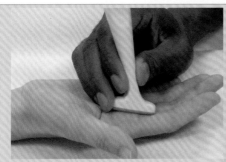

纵切面扫查掌指关节及该处的指屈肌腱。

图2-53　患者体位和探头位置

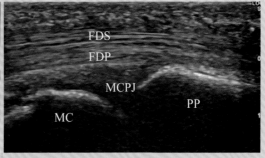

MC：掌骨；PP：近节指骨；MCPJ：掌指关节；FDS：指浅屈肌；FDP：指深屈肌。

图2-54　纵切面扫查掌指关节处的指屈肌腱

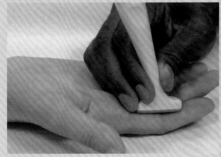

纵切面扫查近端指间关节及该处的指屈肌腱。

图2-55　患者体位和探头位置

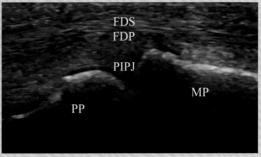

PP：近节指骨；MP：中节指骨；FDS：指浅屈肌；FDP：指深屈肌；PIPJ：指间关节。注意指浅屈肌插入中节指骨，指深屈肌延续至远节指骨。

图2-56　纵切面扫查近端指间关节处的指屈肌腱

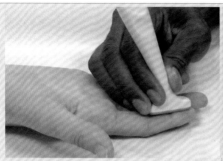

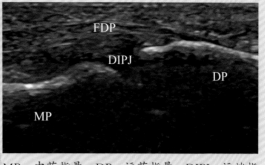

纵切面扫查远端指间关节及该处的指屈
肌腱。

图2-57 患者体位和探头位置

MP：中节指骨；DP：远节指骨；DIPJ：远端指
间关节；FDP：指深屈肌。

**图2-58 纵切面扫查远端指间关节处的指屈
肌腱**

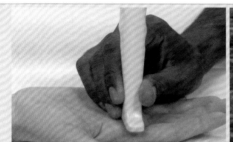

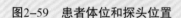

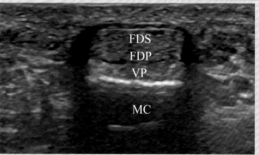

横切面扫查掌指关节处的指屈肌腱。

图2-59 患者体位和探头位置

FDS：指浅屈肌；FDP：指深屈肌；VP：掌板；
MC：掌骨。

图2-60 横切扫查掌指关节处的指屈肌腱

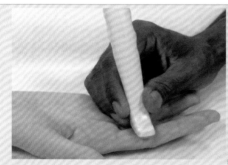

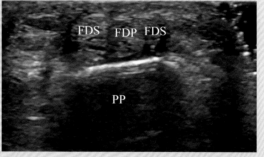

横切面扫查近节指骨水平的指屈肌腱。

图2-61 患者体位和探头位置

FDS：指浅屈肌；FDP：指深屈肌；PP：近节
指骨。

图2-62 横切面扫查近节指骨水平的指屈肌腱

掌侧掌指关节、近端指间关节和远端指间关节

患者体位保持不变，进行纵切扫查掌指关节（含第一掌指关节）、近端指间关节、远端
指间关节。纵切面时近远端均需扫查到位，横切面时由内向外扫查（图2-53至图2-64）。

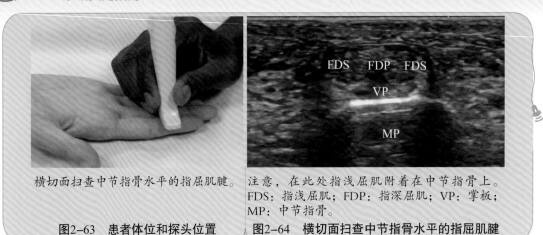

横切面扫查中节指骨水平的指屈肌腱。	注意，在此处指浅屈肌附着在中节指骨上。FDS：指浅屈肌；FDP：指深屈肌；VP：掌板；MP：中节指骨。
图2-63　患者体位和探头位置	**图2-64　横切面扫查中节指骨水平的指屈肌腱**

环形滑车

相同的体位 A1 ～ A5 环形滑车也可以被扫查到，此时手腕处于最小背伸位，手指处于最小伸展位。纵切面扫查时探头置于掌骨头及指骨上方（图 2-65、图 2-66）。

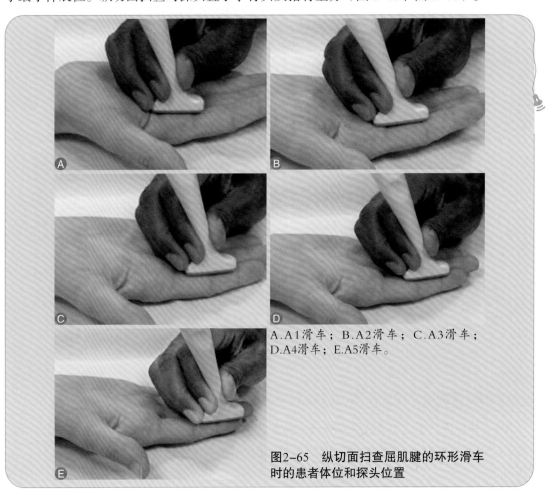

A.A1滑车；B.A2滑车；C.A3滑车；D.A4滑车；E.A5滑车。

图2-65　纵切面扫查屈肌腱的环形滑车时的患者体位和探头位置

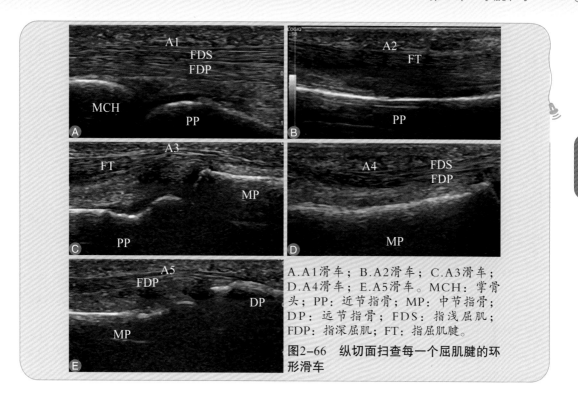

A.A1滑车；B.A2滑车；C.A3滑车；D.A4滑车；E.A5滑车。MCH：掌骨头；PP：近节指骨；MP：中节指骨；DP：远节指骨；FDS：指浅屈肌；FDP：指深屈肌；FT：指屈肌腱

图2-66　纵切面扫查每一个屈肌腱的环形滑车

病理

将超声应用于风湿免疫病中主要是为了检查到有助于诊断的病变。腕和手是风湿免疫病最常累及的部位。

对桡尺关节、桡腕关节、腕骨间关节、掌指关节、近端指间关节以及远端指间关节的超声检查可以观察到关节积液、滑膜炎和（或）滑膜增生，能量多普勒血流信号也能被检出（图2-67至图2-73），也可见骨侵蚀（图2-74）。这通常见于炎性关节炎，如类风湿性关节炎、脊柱关节病、晶体性关节炎、炎性骨关节炎和感染性关节炎。

骨关节炎常导致远端指间关节、近端指间关节和掌指关节处的特征性骨赘（图2-75），对这些关节的超声检查可提示骨关节炎，如银屑病关节炎等脊柱关节病可影响远端指间关节，而类风湿性关节炎仅影响近端指间关节。此外，虽然在本书中并未详细阐述，但超声检查也可识别银屑病关节炎中的指甲受累表现。

对腕和手指水平的肌腱（包括伸肌肌腱骨纤维管和屈肌肌腱）以及韧带进行超声检查可以发现腱鞘炎、末端病变或撕裂，通常由脊柱关节病或类风湿性关节炎引起。机械性过度使用或创伤可能导致肌腱或韧带撕裂。肌腱和韧带撕裂可表现为无回声或低回声的纤维排列中断，伴或不伴挛缩。根据最近的病例报道，其周边可伴有低回声积液（图2-76至图2-82）。

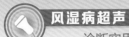
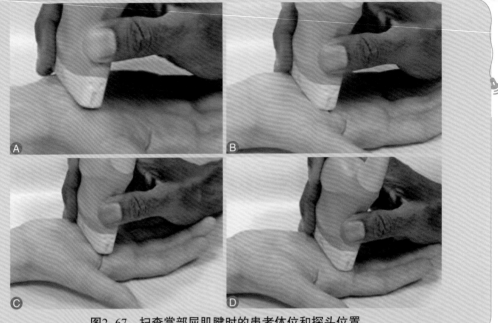

图2-67　扫查掌部屈肌腱时的患者体位和探头位置

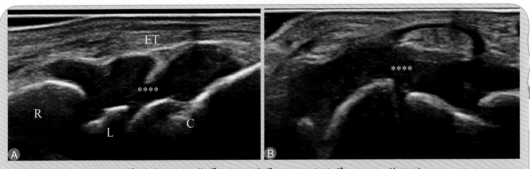

****：滑膜炎；R：桡骨；L：月骨；C：头状骨；ET：伸肌腱。
图2-68　纵切面扫查类风湿性关节炎患者桡腕关节显示滑膜炎

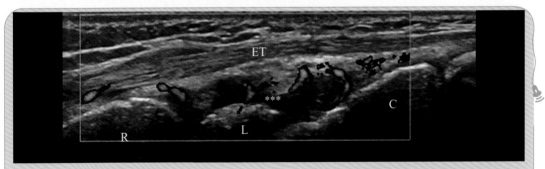

可探及能量多普勒血流信号（***），为典型类风湿性关节炎表现。R：桡骨；L：月骨；C：头状骨；ET：伸肌腱。
图2-69　纵切面扫查桡腕关节显示滑膜炎

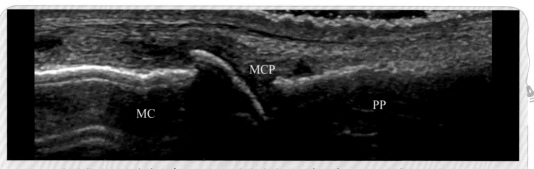

典型类风湿性关节炎表现，但银屑病关节炎也有此表现，注意掌指关节附近低回声区；MC：掌骨；PP：近节指骨；MCP：掌指关节。

图2-70　纵切面扫查掌指关节显示滑膜炎

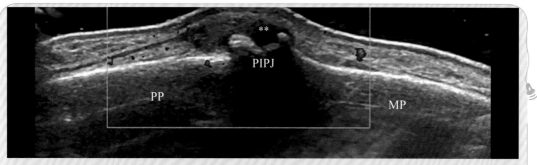

典型类风湿性关节炎表现，但银屑病关节炎也有此表现。**：滑膜炎；PP：近节指骨；MP：中节指骨；PIPJ：近端指间关节。

图2-71　纵切面扫查近端指间关节显示滑膜炎

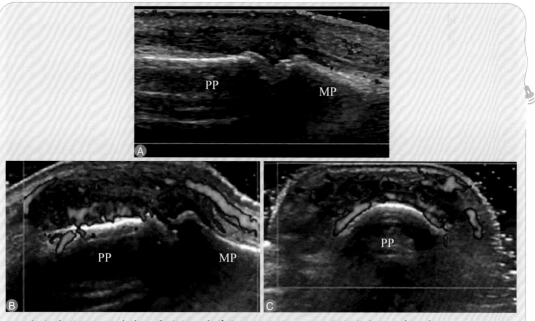

A.纵切扫查近端指间关节示滑膜炎及多普勒血流信号，但银屑病关节炎也有此表现；B、C.横切扫查近端指间关节。PP：近节指骨；MP：中节指骨。

图2-72　典型类风湿性关节炎

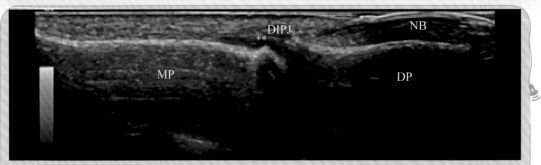

典型银屑病关节炎表现。**：滑膜炎；MP：中节指骨；DP：远节指骨；NB：甲床；
DIPJ：远端指间关节。

图2-73　纵切面扫查远端指间关节显示滑膜炎

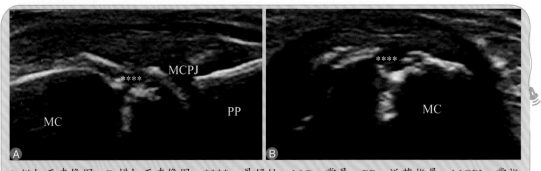

A.纵切面声像图；B.横切面声像图。****：骨侵蚀；MC：掌骨；PP：近节指骨；MCPJ：掌指
关节。

图2-74　扫查掌指关节

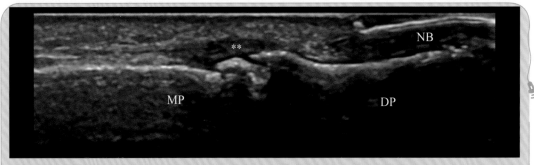

典型骨关节炎表现。**：滑膜增生；MP：中节指骨；DP：远节指骨；NB：甲床。
图2-75　纵切面扫查显示远端指间关节骨赘及其周围滑膜增生

　　晶体性关节炎通常影响手和腕，这些晶体包括尿酸单钠及焦磷酸钙等。其超声表现
包括高回声的三角纤维软骨表面、掌指关节处透明软骨表面的高回声亮线，即"双轨征"
（图2-83），以及在指间关节水平的痛风石（图2-84）。

　　对正中神经的扫查也可发现常见病，如通常由腕部滑膜炎导致的腕管综合征。

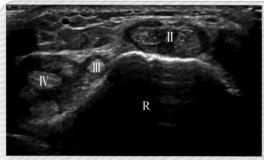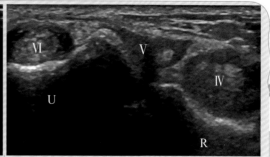

可见腱鞘炎，注意肌腱旁低回声区。Ⅱ、Ⅲ、Ⅳ分别为第二、第三、第四伸肌腱骨纤维管。R：桡骨。

图2-76　横切面扫查第二、第三、第四伸肌腱骨纤维管

典型类风湿性关节炎表现，但银屑病关节炎也有此表现。注意肌腱旁低回声区。Ⅳ、Ⅴ、Ⅵ分别为第四、第五、第六伸肌腱骨。R：桡骨，U：尺骨。

图2-77　横切面扫查第四、第五、第六伸肌腱骨纤维管显示腱鞘炎

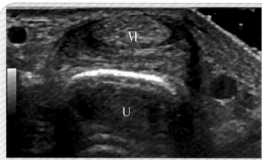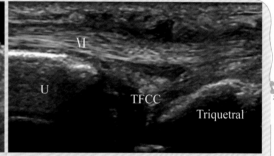

典型类风湿性关节炎表现，但银屑病关节炎也有此表现。注意肌腱旁低回声区注意肌腱旁低回声区。Ⅵ：第六伸肌腱骨；U：尺骨。

图2-78　横切面扫查第六伸肌腱骨纤维管显示腱鞘炎

典型类风湿性关节炎表现，但银屑病关节炎也有此表现。注意肌腱旁低回声区。Ⅵ：第六伸肌腱骨；U：尺骨；TFCC：三角纤维软骨；Triquetral：三角骨。

图2-79　纵切面扫查第六伸肌腱骨纤维管显示腱鞘炎

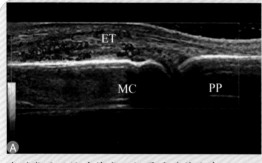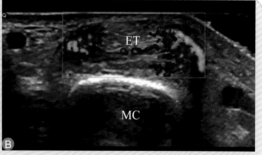

典型类风湿性关节炎及银屑病关节炎表现。A.纵切面声像图；B.横切面声像图。MC：掌骨；PP：近节指骨；ET：伸肌腱。

图2-80　彩色多普勒血流成像扫查掌指关节显示伸肌腱呈"火环征"

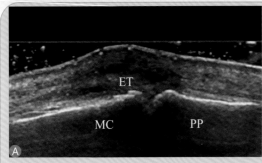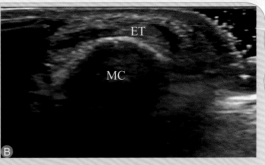

典型类风湿性关节炎及银屑病关节炎表现。A.纵切面声像图；B.横切面声像图。MC：掌骨；PP：近节指骨；ET：伸肌腱。

图2-81　伸肌腱腱鞘炎表现

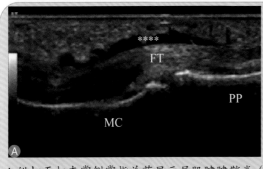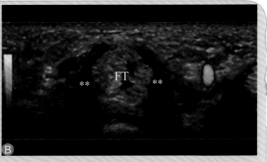

A.纵切面扫查掌侧掌指关节显示屈肌腱腱鞘炎（＊＊＊＊）；B.横切面扫查掌指关节显示屈肌腱腱鞘炎（＊＊）。MC：掌骨；PP：近节指骨；FT：屈肌腱。

图2-82　典型类风湿性关节炎及银屑病关节炎表现

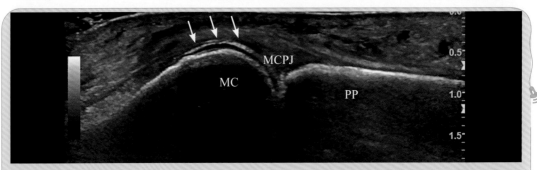

纵切面扫查掌指关节显示"双轨征"（箭头）。MC：掌骨；PP：近节指骨；MCPJ：掌指关节。

图2-83　典型痛风表现

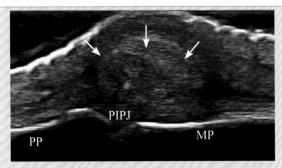

纵切面扫查近端指间关节，箭头指向大痛风石。PP：近节指骨；MP：中节指骨；PIPJ：近端指
间关节。

图2-84　典型痛风表现

参考文献

（遵从原版图书著录格式）

[1] Hansen JT. Upper limb. Netter's clinical anatomy, Chapter 7, pp. 367–435. Elsevier; 2018.

[2] Paulsen F. Upper extremity. In: Sobotta Atlas of Human Anatomy, Vol.1, 3, 127–242. Urban and Fischer; 2013.

[3] Drake RL, Waze Vogla A, Mitchell AVM. Gray's basic anatomy, 2nd ed. Elsevier; 2017.

[4] Bianchi S, Martinoli C. Ultrasound of the musculo-skeletal system. Springer; 2007.

[5] Filippucci E, Iagnocco A, Meenagh G, et al. Ultrasound imaging for the rheumatologist II. Ultrasonography of the hand and wrist. Clin Exp Rheumatol. 2006;24:118–122.

[6] Wakefield RJ, Balint PV, Szkudlarek M et al. OMERACT 7 Special Interest Group. Musculoskeletal ultrasound including definitions for ultrasonographic pathology. J Rheumatol. 2005;32(12):2485–7.

[7] Moller I, Janta I, Backhaus M, et al. The 2017 EULAR standardized procedures for ultrasound imaging in rheumatology. Ann Rheum Dis. 2017;76(12):1974–9.

第 **3** 章

肘关节

Iustina Janță

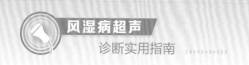
肘前区

检查肘前区时（示意图 3-1），患者坐在面向检查者的位置，肘部伸开放于检查台上，前臂旋后（图 3-1）。某些情况下，肘部下方可以用枕头支撑。

肘前区可以评估的主要结构有桡骨、冠突窝和环状窝、肱二头肌远端肌腱和关节软骨。

检查肘前区时，我们通常使用频率 10 ~ 15 MHz 的线阵探头。肘前区的超声检查从桡窝的纵切面扫查开始。探头自靠近肱骨小头（图 3-2）处开始，由内向外，由近到远扫查，以评估桡窝和环状窝。检查冠突窝时，探头由内向外扫查（图 3-3、图 3-4）。之后将探头转为横切面，由近端向远端扫查。在此过程中，评估桡窝、冠突窝、环状窝和关节软骨（图 3-5、图 3-6）。

检查肱二头肌远端肌腱（示意图 3-2）有三个扫查途径，即前方、内侧和后方。我们将在肘部相应的部分讨论每种扫查途径。从前方扫查时，患者体位与之前评估肘前区三个隐窝时相同。探头纵切面扫查，略微倾斜，放于肱肌和桡骨粗隆上。探头远端应略微加压（图 3-7、图 3-8）。

可从前方检查的其他结构有正中神经和桡神经。正中神经位于肱肌内侧，桡神经位于肱肌内侧和肱桡肌之间，桡侧腕长伸肌外侧。

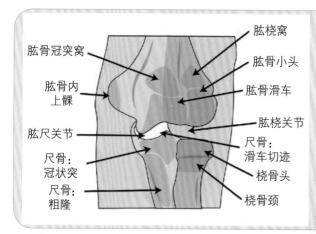

示意图3-1　肘前区解剖结构

（图片由Dr Akram惠允使用，经Unzag Designs许可印刷）

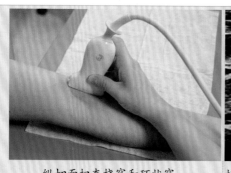

纵切面扫查桡窝和环状窝。

图3-1　患者体位及探头位置（起点）

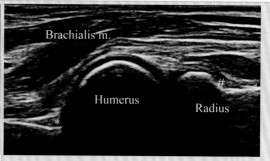

标志：肱骨头和桡骨头、颈。＊：桡窝；#：环状窝；Brachialis m.：肱肌；Humerus：肱骨；Radius：桡骨。

图3-2　纵切面扫查肘前区

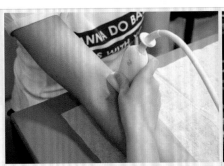

纵切面扫查冠突窝。

图3-3　患者体位及探头位置（起点）

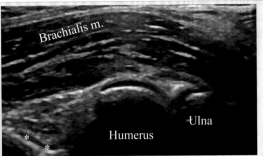

标志：肱骨滑车和尺骨冠状突。*：冠突窝；Brachialis m.：肱肌；Humerus：肱骨；Ulna：尺骨。

图3-4　纵切面扫查肘前区

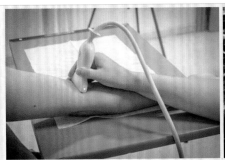

横切面扫查肘前区。

图3-5　患者的体位及探头位置（起点）

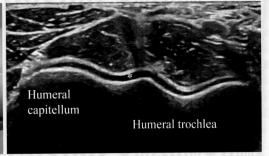

标志：肱骨小头和肱骨滑车。*：关节软骨；Humeral capitulum：肱骨小头；Humeral trochlea：肱骨滑车。

图3-6　横切面扫查肘前区

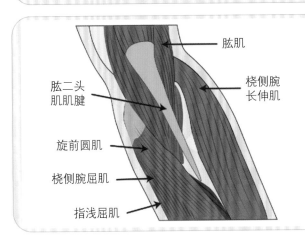

肱肌

肱二头肌肌腱

桡侧腕长伸肌

旋前圆肌

桡侧腕屈肌

指浅屈肌

示意图3-2　包括肱二头肌腱在内的肘前区解剖结构

（图片由Dr Akram惠允使用，经Unzag Designs许可印刷）

肘内侧区

检查肘内侧区时，患者坐在面向检查者的位置，肘部略微弯曲放于检查台上，手臂外旋，前臂旋后（图 3-9）。

肘内侧区检查的主要结构是屈肌总腱、末端以及尺侧（内侧）副韧带（示意图 3-3）。

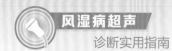
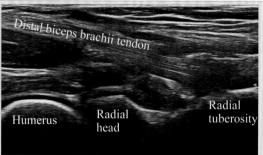

从前方纵切面扫查肱二头肌远端肌腱。

标志：桡骨粗隆。Distal biceps brachii tendon：肱二头肌远端肌腱；Humerus：肱骨；Radial head：桡骨头；Radial tuberosity：桡骨粗隆。

图3-7　患者的体位及探头位置（起点）　**图3-8　从前方纵切面扫查肱二头肌远端肌腱**

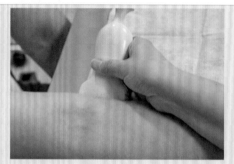

纵切面扫查时肘内侧区。

图3-9　患者的体位及探头位置（起点）

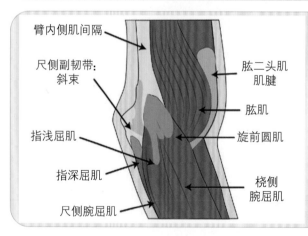

臂内侧肌间隔

尺侧副韧带：斜束

指浅屈肌

指深屈肌

尺侧腕屈肌

肱二头肌肌腱

肱肌

旋前圆肌

桡侧腕屈肌

示意图3-3　肘内侧区（屈肌群）解剖结构

（图片由Dr Akram惠允使用，经Unzag Designs许可印刷）

检查屈肌总腱，应使用高频线阵探头（例如频率＞15 MHz）。

肘内侧区的检查由屈肌总腱的纵切面扫查开始。探头纵切面，近端置于肱骨内上髁上方，远端置于尺骨上方（图3-10）。探头由内向外扫查，显示整个肌腱。检查屈肌总腱末端时，探头应向远端移动，避免各向异性。

从内侧检查肱二头肌肌腱，患者体位与之前相同，需要补充说明的是检查者用未持探头的手握住患者的手腕，辅助患者保持轻微的被动外旋（图3-11）。探头纵切面扫查，与远端肱骨平行，探头近端位于肱骨内上髁上方。探头由该部位开始，在旋前圆肌表面向远端移动，直到显示桡骨头，然后显示桡骨粗隆。

尺侧（内侧）副韧带是 1 条三角形韧带，起自肱骨内上髁，止于尺骨冠状突和鹰嘴。它由 3 部分组成，前束、后束和斜束，前束最粗大（图 3-12）。

肘外侧区

进行肘外侧区检查时，患者坐在面向检查者的位置，肘部轻微弯曲，靠在检查台上，手背向上，肩部内旋（图 3-13）。

肘外侧区扫查可观察的主要结构包括伸肌总腱、附着端以及桡侧（外侧）副韧带（示意图 3-4）。

由于伸肌腱位置浅表，需使用高频线阵探头（例如频率 > 15 MHz）。

肘外侧的检查通常从伸肌总腱的纵切面扫查开始。

探头首先纵切面扫查，近端位于外上髁上方，远端位于桡骨上方。然后由内向外扫查，评估肌腱整体情况。探头向远端移动扫查伸肌总腱末端，避免各向异性（图 3-14）。

桡侧副韧带较尺侧副韧带薄弱。该韧带起自肱骨外上髁，止于尺骨桡切迹和环状韧带。检查桡侧副韧带时，探头初始位置与检查伸肌腱相同，然后稍微向后扫查（图 3-15）。

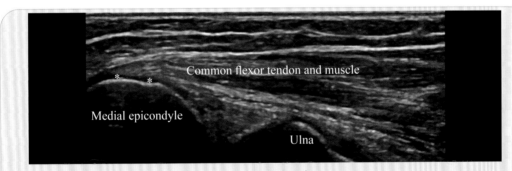

标志：肱骨内上髁、尺骨近端。**：屈肌总腱末端；Common flexor tendon and muscle：屈肌总腱及肌肉；Medial epicondyle：内上髁；Ulna：尺骨。

图3-10　屈肌总腱纵切面扫查

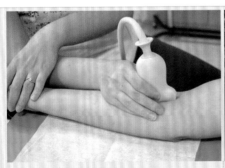

纵切面扫查内侧肱二头肌肌腱远端。

图3-11　患者的体位及探头位置（起点）

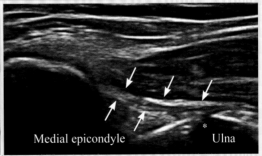

标志：肱骨内上髁，尺骨。*：关节间隙；Medial epicondyle：内上髁；Ulna：尺骨。

图3-12　箭头之间显示尺侧（内侧）副韧带（前束）的纵切面

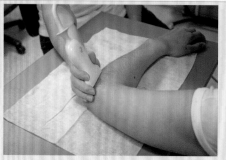

纵切面扫查肘外侧区。

图3-13　患者体位及探头位置（起点）

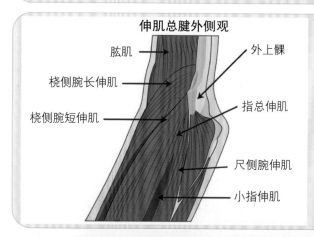

伸肌总腱外侧观

肱肌　　　　　　　　外上髁

桡侧腕长伸肌　　　　指总伸肌

桡侧腕短伸肌

　　　　　　　　尺侧腕伸肌

　　　　　　　　小指伸肌

示意图3-4　肘外侧区（伸肌群）解剖结构

（图片由Dr Akram惠允使用，经Unzag Designs许可印刷）

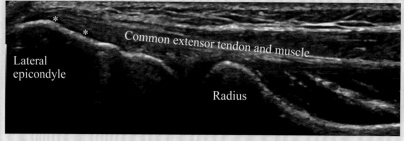

标志：肱骨外上髁、桡骨。**：伸肌总腱末端；Common extensor tendon and muscle：伸肌总腱及肌肉；Lateral epicondyle：外上髁；Radius：桡骨。

图3-14　纵切面扫查伸肌总腱

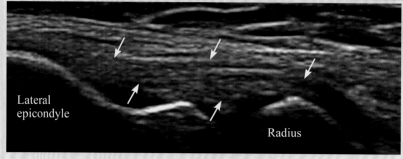

标志：肱骨外上髁，桡骨头。Lateral epicondyle：外上髁；Radius：桡骨。

图3-15　箭头之间为桡侧副韧带纵切面

　　检查肘后区时，患者坐在面向检查者的位置，肘部弯曲，手臂内旋，前臂和手掌撑在检查台上（图 3-16）。另一种体位是患者仰卧，前臂和手掌放在患者的胸部。

　　肘后区可显示的主要结构有关节后隐窝、肱三头肌肌腱及末端（示意图 3-5、示意图 3-6）。

　　检查三头肌末端应使用高频线阵探头（例如频率＞ 15 MHz）。反之，检查关节后隐窝应使用较低频率（例如频率为 10 MHz）。

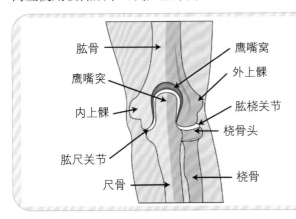

示意图3-5　肘后区解剖结构

（图片由Dr Akram惠允使用，经Unzag Designs许可印刷）

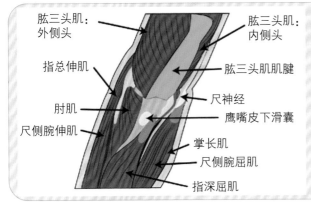

示意图3-6　包括三头肌肌腱在内的肘后区解剖结构

（图片由Dr Akram惠允使用，经Unzag Designs许可印刷）

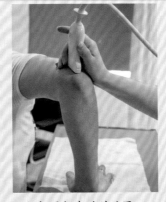

纵切面扫查时肘后区。

图3-16　患者体位及探头位置（起点）

　　首先在纵切面将探头放于肘后近端中线部位。然后由内向外，由近端向远端扫查，完整显示肘后结构的长轴切面（图3-17、图3-18）。之后将探头转为横切面，由近端向远端扫查，检查关节后隐窝和三头肌肌腱（图3-19、图3-20）。

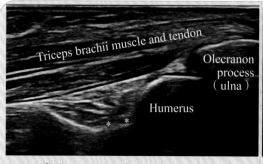

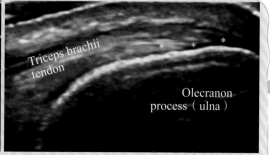

标志：鹰嘴。**：后隐窝；Triceps brachii muscle and tendon：肱三头肌和肌腱；Olecranon process（ulna）：鹰嘴突（尺骨）；Humerus：肱骨。

***：末端；Triceps brachii tendon：肱三头肌肌腱；Olecranon process（ulna）：鹰嘴突（尺骨）。

图3-17　纵切面扫查肘后隐窝　　　　　**图3-18　纵切面扫查肱三头肌肌腱和末端**

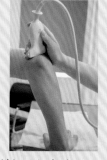

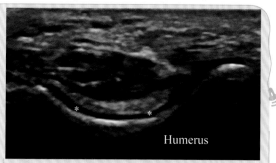

横切面扫查肘后区。

**：鹰嘴窝；Humerus：肱骨。

图3-19　患者的体位及探头位置（起点）　　**图3-20　横切面扫查肘后区**

　　从后方检查肱二头肌肌腱时，患者需将肘部弯曲90°，放于检查台上，前臂抬高，手处于中间位置。首先在横切面将探头置于尺骨鹰嘴处（图3-21、图3-22），自此处开始，沿前臂后部向远端移动。旋前—旋后的动态过程有助于识别肱二头肌远端肌腱及末端。

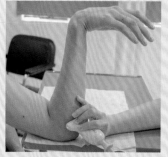

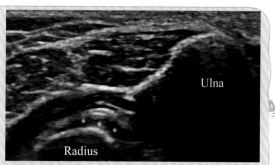

从后方纵切面扫查检查肱二头肌远端肌腱。

标志：桡骨和尺骨。Radius：桡骨；Ulna：尺骨；***：肱二头肌短头肌腱远端。

图3-21　患者的体位及探头位置（起点）　　**图3-22　从后方纵切扫查肱二头肌远端肌腱**

环状韧带环绕桡骨头和尺骨桡切迹，是维持关节稳定的主要结构。检查环状韧带时，患者需将被检查侧的肘部弯曲放在检查台上，手旋前，手掌弯曲（眼镜蛇位置）。探头放置在桡骨头部位，垂直于桡骨长轴方向呈横切面。在这个位置可以显示韧带的纵切面（图3-23）。

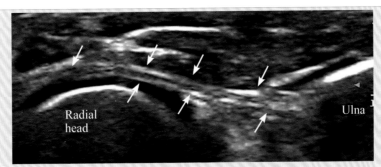

标志：桡骨头。箭头：环状韧带；Radial head：桡骨头；Ulna：尺骨。

图3-23　纵切面扫查环状韧带

肘后区可以显示的其他结构包括尺神经和 Osborne 韧带。横切扫查尺神经时，需将探头横向放置在尺骨鹰嘴和肱骨内上髁之间（图3-24、图3-25）。尺神经自内上髁后方的沟中通过。该处被 Osborne 韧带覆盖，形成肘管。肘关节的屈伸活动有助于判断尺神经半脱位。

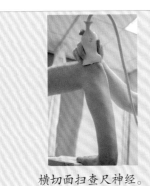

横切面扫查尺神经。

图3-24　患者的体位及探头位置（起点）

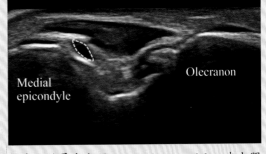

标志：肱骨内上髁。Medial epicondyle：内上髁（肱骨）；Olecranon：鹰嘴（尺骨）。

图3-25　横切面扫查尺神经（虚线）

肘关节病变

超声有助于诊断某些肘关节病变。扫查四个隐窝（桡窝、冠突窝、环状窝及肘关节后隐窝）能够发现积液、滑膜炎或关节内小体。对肌腱和韧带的评估可以发现肌腱病、末端病或撕裂。超声也可以评估神经是否存在卡压、半脱位或肿瘤。超声的优势是可以在关节活动的情况下进行观察，从而更好地描述病变特征。一旦发现病变，还可以在超声引导下进行介入操作。

滑膜炎表现为关节内异常的低回声组织，不可移位，压缩性差，可显示多普勒信号（图3-26 至图3-31）。在以下一些病理情况下可出现滑膜炎，如类风湿性关节炎、脊柱关节病、晶体性关节病和创伤。后隐窝是评估滑膜炎和（或）关节腔积液最敏感的区域。与肘关节滑膜炎相关的病变包括炎性关节病、骨关节病、晶体性关节病、感染和色素沉着绒毛结节性滑膜炎或骨软骨瘤病。

外上髁炎的主要超声特征是存在肌腱病和（或）末端病。其病因可能是过度使用、创伤或持续炎症。肌腱病的主要超声表现为局灶性或弥漫性低回声，伴或不伴多普勒信号。在机械性病变中，多普勒信号的出现的原因是肌腱再生反应（图3-32）。相较于内侧屈肌腱，机械性肌腱病在伸肌腱更常见。

末端病的定义为肌腱骨附着处异常高回声（正常纤维结构丧失）和（或）肌腱增厚。其他表现包括附着端骨赘、骨侵蚀或钙化。超声的附着端炎由类风湿性关节炎临床试验的结果测量（outcome measures in rheumatoid arthritis clinical trials，OMERACT）定义为"靠近骨骼处（距骨皮质2 mm以内）肌腱的低回声和（或）增厚，如果病变活跃则显示多普勒信号，同时可出现骨侵蚀，附着端骨赘或钙化等结构受损的征象"（图3-33）。根据该定义，脊柱关节病（脊柱关节炎和银屑病性关节炎）的附着端炎必须存在炎症征象，即多普勒信号和（或）低回声和（或）肌腱附着部位增厚。

临床上，可能很难区分肌腱病和（或）末端病和附着端炎。一方面，超声可用于确定是否存在附着端炎，脊柱关节病的超声征象更具特异性。另一方面，超声也有助于评估肌腱和（或）附着端炎的严重程度和受累范围。

肘关节最常受累的滑囊是鹰嘴滑囊和肱二头肌滑囊。正常情况下滑囊无法显示，但在某些病理情况下，如晶体性关节病、感染、反复创伤或炎性关节炎，滑囊增大易于观察（图3-34）。为了更好地显示滑囊炎，应注意探头不要过度加压，尤其是鹰嘴滑囊炎。

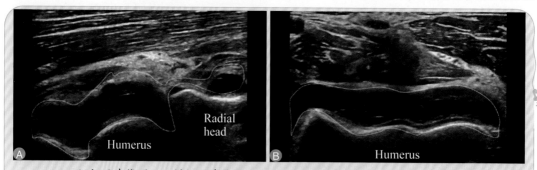

A.纵切面声像图；B.横切面声像图。Humerus：肱骨；Radial head：桡骨头。

图3-26 桡窝和环状窝显示滑膜炎（虚线）

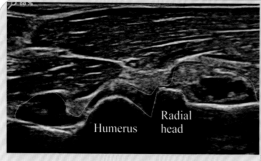

Humerus：肱骨；Radial head：桡骨头。

图3-27 桡窝和环状窝纵切显示滑膜炎（虚线）

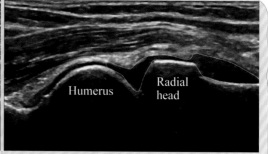

Humerus：肱骨；Radial head：桡骨头。

图3-28 环状窝纵切面显示滑膜炎（虚线）

肱二头肌滑囊炎通常由慢性机械摩擦引起,并与肱二头远端肌腱的肌腱病变有关(图3-35、图 3-36A、图 3-36B)。

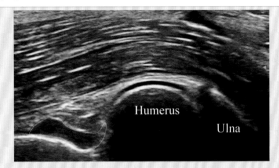

Humerus：肱骨；Ulna：尺骨。

图3-29　冠突窝纵切面显示滑膜炎（虚线）

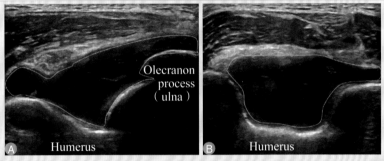

A.纵切面声像图；B.横切面声像图。Humerus：肱骨；Olecranon process（ulna）：鹰嘴突（尺骨）。

图3-30　肘关节后隐窝显示滑膜炎（虚线）

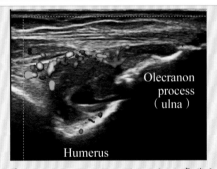

Humerus：肱骨；Olecranon process（ulna）：鹰嘴突（尺骨）。

图3-31　肘关节后隐窝纵切面显示滑膜炎伴彩色多普勒信号

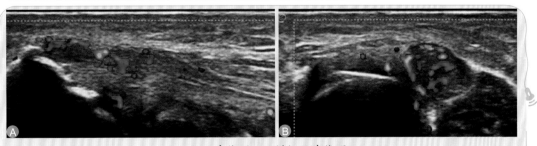

A.纵切面声像图；B.横切面声像图。

图3-32　伸肌腱显示肌腱病伴彩色多普勒信号

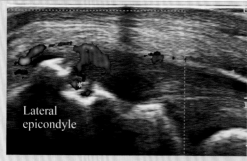

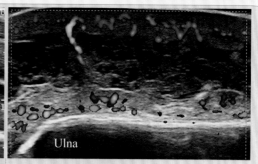

*：骨侵蚀；Lateral epicondyle：外上踝。

图3-33 伸肌腱纵切面显示附着端炎伴彩色多普勒信号和骨侵蚀

Ulna：尺骨。

图3-34 尺骨近端纵切面显示鹰嘴滑囊炎

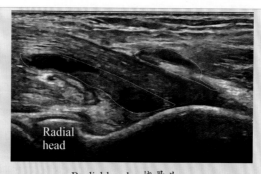

Radial head：桡骨头。

图3-35 肱肌腱远端纵切面显示肱二头肌滑囊炎（虚线）

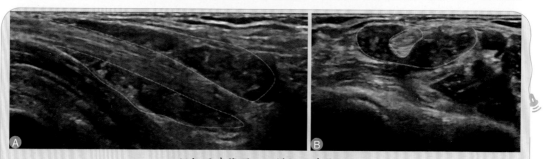

A.纵切面声像图；B.横切面声像图。

图3-36 肱肌腱远端显示肱二头肌滑囊炎（虚线）

　　虽然晶体性关节病的肘关节症状不是最严重的，但也可以在肘关节处观察到尿酸盐和焦磷酸钙的晶体沉积。尿酸盐沉积最常见的表现是鹰嘴囊或三头肌肌腱内出现痛风石（图3-37）；还可观察到双轨征。焦磷酸钙沉积表现为关节软骨内的高回声（图3-38）。

　　肌腱和韧带撕裂时超声可显示纤维结构中断，局部呈无回声或低回声，伴或不伴回缩，近期发病的病灶周围会有低回声液体。肘部最常见的肌腱撕裂是累及肱二头肌远端肌腱的撕裂，但这比肱二头肌近端撕裂要少见得多。在肘部的韧带中，尺侧副韧带最常受累。

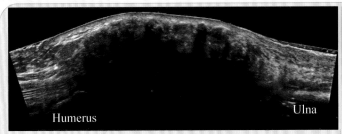

Humerus：肱骨；Ulna：尺骨。

图3-37 肘后宽景成像显示高回声伴声影（痛风石）

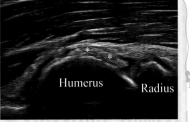

**：高回声；Humerus：肱骨；Radius：桡骨。

图3-38 桡窝纵切面显示关节软骨内的高回声

参考文献

（遵从原版图书著录格式）

[1] Elbow and forearm. Susan Standring MBE. In: Gray's anatomy, Chapter 49. p. 837–61.e3.

[2] Hansen JT. Upper limb. In: Netter's clinical anatomy, Chapter 7. p. 367–435.

[3] Paulsen F. Upper extremity. In: Sobotta atlas of human anatomy, vol. 1, no. 3. p. 127–242.

[4] Moller I, Janta I, Backhaus M, et al. The 2017 EULAR standardized procedures for ultra-sound imaging in rheumatology. Ann Rheum Dis. 2017;76(12):1974–9.

[5] Draghi F, et al. Ultrasound of the elbow: examination techniques and US appearance of the normal and pathologic joint. J Ultrasound. 2007;10:76–84.

[6] Konin GP, Nazarian LN, Walz DM. US of the elbow: indications, technique, normal anatomy, and pathologic conditions. Radiographics. 2013;33(4):E125–47.

[7] Wakefield RJ, Balint PV, Szkudlarek M et al. OMERACT 7 Special Interest Group. Musculoskeletal ultrasound including definitions for ultrasonographic pathology. J Rheumatol. 2005;32(12):2485–87.

[8] Terslev L, Naredo E, Iagnocco A, et al. Defining enthesitis in spondyloarthritis by ultra-sound: results of a Delphi process and of a reliability reading exercise, Outcome Measures in Rheumatology Ultrasound Task Force. Arthritis Care Res. 2004;66:741–8.

第 4 章

肩部

Subhasis Basu

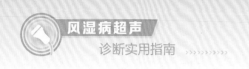

　　肩关节由较大的盂肱关节和较小的喙肱关节组成，喙肱关节位于肩关节的上部。超声评估关节内结构效果较差，但是盂肱关节后部显示效果较好，可评估关节积液，以及肱骨软骨表面和后方的盂唇。喙肱关节的横切面与纵切面均可显示，可评估退行性病变或关节积液。此外，还可以进行动态评估，特别是比较对侧和未受伤的关节，以评估有无关节不稳定。

　　由 4 个主要肌腱组成的肩袖肌包括肩胛下肌（前）、冈上肌（前上）、冈下肌（后上）和小圆肌（后下）。超声可以识别附着在肱骨大结节和小结节上的肌腱。

　　在前方，肱二头肌长头腱沿着肩部前缘走行在结节间沟。肱二头肌短头腱起源于喙突。肱二头肌长头腱起源于关节内盂上结节，超声对该部分显示效果较差，而沿肱二头肌沟的关节外段可较好显示。最后，位于肩袖肌腱和上面的肩锁关节（acromio-clavicular joint，ACJ）以及三角肌之间的是肩峰下和（或）三角肌下滑囊，发生滑囊炎时，滑囊会因积液而增厚或膨胀。

患者体位及检查方案

　　在实际工作中，检查肩部时患者的姿势没有对错之分。最重要的是确保患者在检查期间尽可能的舒适，可以相对自由地移动肩部和手臂。此外，要确保操作人员在进行超声检查时，能够轻松地接近患者，并在扫查的同时进行各种操作。

　　通常，患者坐在椅子和（或）凳子上进行超声检查，操作人员站在患者的后面，超声仪器在操作人员面前，或者检查人员坐在患者的对面，而不是后面。

　　为了确保对肩部进行全面的超声研究，并将检查错误和不完整扫查的发生率降至最低，建议每次都要遵守检查方案，以确保标准化。

　　扫查肩部结构时，建议使用高频率的线阵探头，例如 12 ~ 15 MHz 的探头，可以获得更好的分辨率，取得深度和穿透力之间的平衡。对不同体型的患者进行扫查时，可能需要换为低频线阵探头，以获得足够的深度和穿透力，从而优化成像，减少图像分辨率的损失。用一只手控制和优化超声仪器设置，调节深度和焦点，而另一只手用于扫查肩部周围的相关区域。

　　扫查方案包括从前方开始扫查肩膀，然后是前上、后上，最后为后下。

　　从前方扫查时，要扫查的结构包括肱二头肌长头腱（示意图 4-1）和肩胛下肌腱（示意图 4-2）。然后，向前上移动，扫查肩袖间隙以及冈上肌腱和肩峰下囊。随后扫查肩锁关节（示意图 4-3），向后方及后下方移动，扫查冈下肌腱和小圆肌（示意图 4-4）。最后，通过评估盂肱关节后侧面完成检查（示意图 4-5）。

◉ 前方结构

肩关节的扫查从肱二头肌长头腱开始。

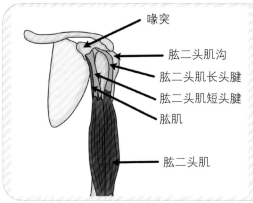

示意图4-1 上臂前侧的肱二头肌及其短头腱和长头腱部分解剖结构

（图片由Dr Akram惠允使用，经Unzag Designs许可印刷）

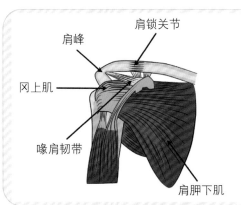

示肩脚下肌及其肌腱附着于小结节，并覆盖肱二头肌长头腱。

示意图4-2 肩关节前区解剖结构

（图片由Dr Akram惠允使用，经Unzag Designs许可印刷）

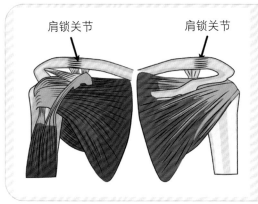

示意图4-3 肩锁关节上部的前方（左）和后方（右）解剖结构

（图片由Dr Akram惠允使用，经Unzag Designs许可印刷）

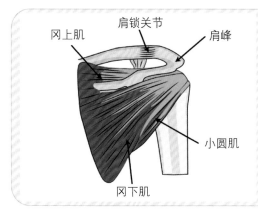

示意图4-4 肩袖肌肉和肌腱的后方解剖结构

（图片由Dr Akram惠允使用，经Unzag Designs许可印刷）

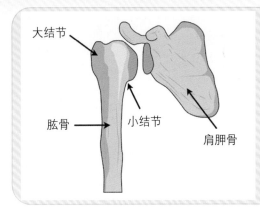

大结节

肱骨

小结节

肩胛骨

示意图4-5　盂肱关节的后方解剖结构

（图片由Dr Akram惠允使用，经Unzag Designs许可印刷）

　　患者的手应放在同侧大腿上，肘关节屈曲90°。探头放置在肱二头肌沟的横切面上（图4-1、图4-2）。探头应沿着从头到脚的方向滑动，检查肱二头肌长头腱的全程。在末端扫查肌腱与肌肉连接处。

　　然后将探头旋转90°，可以看到肱二头肌腱的纵切面（图4-3、图4-4）。

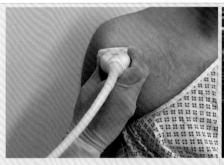

横向扫查肱二头肌沟近端以评估肱二头肌长头腱。

图4-1　患者位置和探头位置（起始点）

箭头：肱二头肌腱；BG：肱二头肌沟。

图4-2　肱二头肌沟内肱二头肌长头腱的横切面

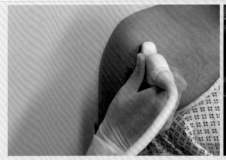

扫查肱二头肌长头腱纵切面。

图4-3　患者体位和探头位置

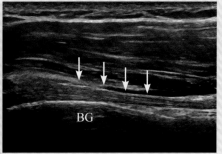

箭头：肱二头肌腱；BG：肱二头肌沟。

图4-4　肱二头肌沟内肱二头肌长头腱的纵切面

　　患者需要保持手臂外旋，同时手肘弯曲90°，探头最初横向放置在肱骨小结节处（图4-5、图4-6）。随后旋转探头90°，显示肩胛下肌肌腱的纵切面（图4-7、图4-8）。

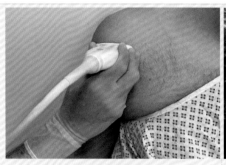

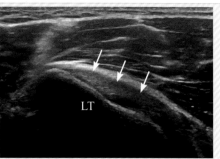

纵向评估肩胛下肌肌腱。

图4-5　患者体位和探头位置

箭头：肩胛下肌肌腱；LT：小结节。

图4-6　肩胛下肌肌腱纵切面

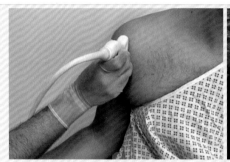

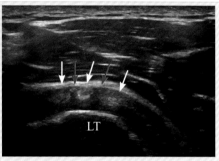

横向检查肩胛下肌肌腱。

图4-7　患者体位和探头位置

肌肉筋膜结构显示为典型的正常条纹状低回声和高回声。白箭头：高回声肌腱束；红箭头：低回声肌腹纤维；LT：小结节。

图4-8　肩胛下肌腱横切面

前上方结构

检查冈上肌腱时，患者应将手臂置于背部，同时将手掌置于同侧腰背后部（裤子口袋的位置）。此姿势有助于外展和内旋肩膀，可显示冈上肌腱。探头横向放置于大结节上方，以检查冈上肌腱（图 4-9、图 4-10）。

然后将探头旋转至大结节上方的纵切面，以显示冈上肌腱长轴（图 4-11、图 4-12）。

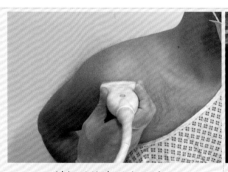

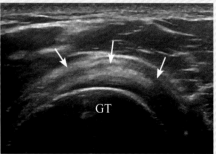

横切面检查冈上肌腱。

图4-9　患者体位和探头放置

箭头：冈上肌腱；GT：大结节。

图4-10　冈上肌腱横切面

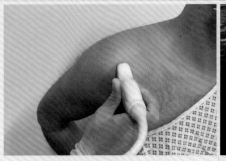

纵切面检查冈上肌腱。

图4-11 患者体位和探头放置

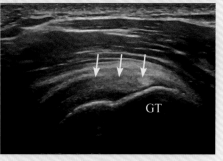

箭头：冈上肌腱；GT：大结节。

图4-12 纵切面显示冈上肌腱走行并附着于大结节

● 后上方结构

肩锁关节扫查时，患者的手臂呈中立位。探头置于肩峰突和锁骨上方进行纵切面扫查（图4-13、图4-14），然后横切面扫查（图4-15、图4-16）。

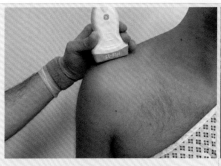

纵切面检查肩锁关节，手臂处于中立位置。

图4-13 患者体位和探头放置

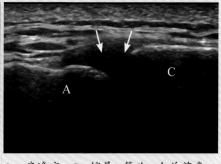

A：肩峰突；C：锁骨；箭头：上关节囊。

图4-14 肩锁关节的纵切面

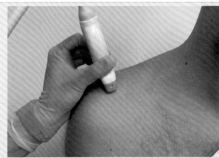

横切面检查肩锁关节。

图4-15 患者体位和探头位置

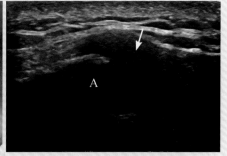

箭头：上关节囊；A：肩峰突。

图4-16 肩锁关节的横切面

在同样的位置，外展肩膀时，还可以动态检查肩峰下撞击的临床征象，探头放置于肩峰突的最外侧可评估肩峰下滑囊发生的"挤压"。

扫查冈下肌腱、小圆肌腱和盂肱关节后方间隙时，患者的手臂应放置在胸前，探头放置在肩部和大结节的后面。这也是抽吸或注射时进入盂肱关节后方的位置。

探头置于大结节后面纵切面扫查时，可见冈下肌和小圆肌腱的插入点位（图4-17）。嘱患者将手臂向前屈曲放于胸部前方，可见冈下肌腱大结节止点的纵切面（图4-18）。

探头纵向放置，探查盂肱关节后方（图4-19）。图4-20显示盂肱关节后方纵切面。

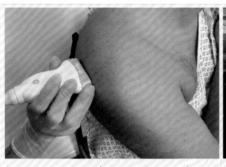

探头放置于大结节后面纵切面扫查冈下肌和小圆肌腱插入点。

图4-17　患者体位和探头位置

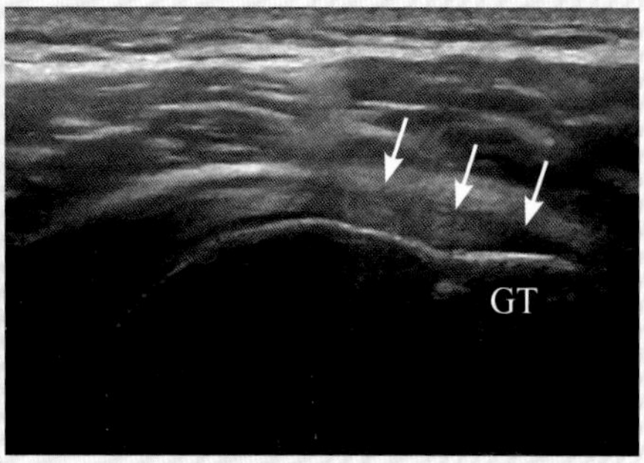

箭头：冈下肌腱；GT：大结节。

图4-18　冈下肌腱大结节插入点的纵切面

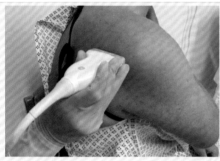
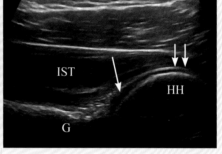

从后方纵切面检查盂肱关节的探头放置，也可用作盂肱关节注射或抽吸的通路。

图4-19　患者体位和探头位置

IST：冈下肌肌腹；G：后关节盂；HH：后肱骨头；短箭头：低回声的肱骨头软骨；长箭头：低回声的盂肱关节间隙。

图4-20　盂肱关节后方的纵切面

病理

超声是一个很好的成像方式，可评估各种肩部病理情况。由于超声是一种动态的检查，可以在诊室内作为临床病史和检查结果的补充，有助于缩小鉴别诊断范围。

在腱鞘炎以及肱二头肌半脱位或脱位的动态检查中，可以观察到肱二头肌长头腱周围的炎症和明显的液体（图4-21至图4-23），还可以评估肩峰下滑囊的液体积聚和炎症（图4-23、图4-24），并可识别盂肱关节（图4-25）或较小的肩锁关节（图4-26）内的滑膜炎。

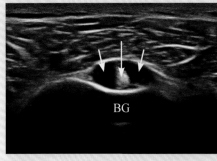 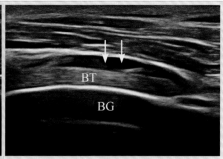

长箭头：肱二头肌腱；BG：肱二头肌 | BT：肱二头肌腱；BG：肱二头肌沟；
沟；短箭头：腱鞘炎时的肱二头肌腱周 | 箭头：腱鞘炎。
围可见低回声液体。

图4-21　肱二头肌腱鞘炎的横切面 | 图4-22　肱二头肌腱鞘炎的纵切面

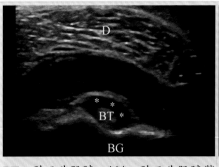 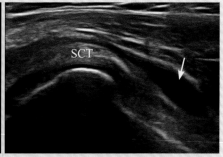

BT：肱二头肌腱；***：肱二头肌腱鞘 | SCT：肩胛下肌腱。
炎；BG：肱二头肌沟；D：三角肌。

图4-23　大的肩峰下—三角肌下滑囊炎 | 图4-24　肩峰下—三角肌下滑囊炎横
的横切面 | 切面（箭头）

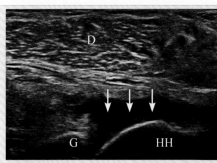 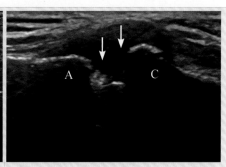

可见滑膜炎（箭头）。D：三角肌； | 箭头：骨赘和相邻滑膜增生；A：肩峰；
G：后关节盂；HH：肱骨头。 | C：锁骨。

图4-25　盂肱关节纵切面 | 图4-26　肩锁关节纵切面

　　钙化性肌腱炎并不是一种罕见的病理改变，肩袖肌腱内的钙化灶易于观察（图4-27）。

　　常见病理检查包括肩袖肌腱病变的程度的评估（图4-28、图4-29），以及任何合并的部分或全层肩袖撕裂（图4-30至图4-32）。

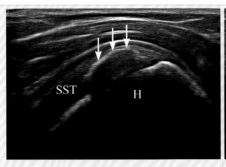 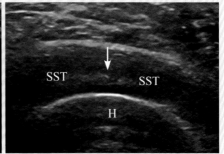

箭头：钙化性肌腱炎；SST：冈上肌　　箭头：肌腱病变；SST：冈上肌腱；
腱；H：肱骨。　　　　　　　　　　　H：肱骨头。

图4-27　冈上肌腱纵切面1　　　　　图4-28　冈上肌腱横切面1

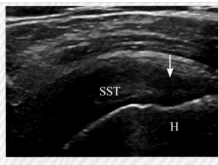

箭头：肌腱病变；SST：冈上肌腱；　　箭头：肌腱全层撕裂；SST：冈上肌
H：肱骨头。　　　　　　　　　　　腱；GT：大结节。

图4-29　冈上肌腱纵切面2　　　　　图4-30　冈上肌腱纵切面3

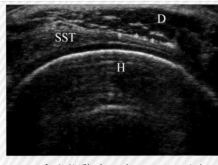 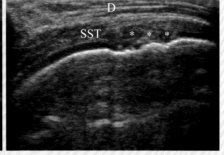

***：完全撕裂的肌腱；SST：冈上肌　　***：完全撕裂的肌腱；SST：冈上肌
腱；D：三角肌直接覆盖于肱骨头；　　腱；D：三角肌。
H：肱骨头。

图4-31　冈上肌腱横切面2　　　　　图4-32　冈上肌腱纵切面4

致谢　肌骨放射学研究员 Jay Panchal 教授以及主管放射技师 Dean Eckersley 先生。

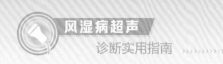

参考文献

（遵从原版图书著录格式）

[1] Moller I, Janta I, Backhaus M, et al. The 2017 EULAR standardized procedures for ultra- sound imaging in rheumatology. Ann Rheum Dis. 2017;76(12):1974–9.

[2] Beggs I. Shoulder ultrasound. Semin Ultrasound CT MR. 2011;32(2):101–13.

[3] Bianchi S, Martinoli C. Ultrasound of the musculo-skeletal system. Springer; 2007.

髋关节

Subhasis Basu

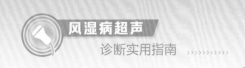

股骨头与髋臼连接组成髋关节。超声在评估更深层的关节内结构方面还不太成熟，然而，髋关节囊前区的显示有助于评估关节积液、滑膜炎、部分髋臼前唇及股骨头关节软骨，以及腰大肌肌腱、扩张的滑囊及周围软组织。

通常需要评估的髋关节周围肌腱为髋外展肌腱，包括止于大转子不同部位的臀中肌腱和臀小肌腱。

腹股沟疼痛时可以评估前方的腰大肌肌腱，以及髂腰肌滑囊炎导致的积液。由于腘绳肌起自坐骨结节，从后方可以评估腘绳肌起点，以寻找末端病或肌腱撕裂的迹象。

患者体位及检查方案

检查髋部时，很重要的一点是要确保患者在检查过程中尽可能舒适，并能够相对自由地移动髋部和小腿。患者保持舒适，操作者才能够更容易对其进行检查。此外，操作者在检查时保持舒适也很重要。

患者通常仰卧于检查者右侧。如果检查髋关节前区和周围结构，则患者取仰卧位；如果检查髋外展肌腱止点，则患者取侧卧位，受检侧朝上；如果检查髋肌后群，则患者应取俯卧位。

检查髋关节内部和周围的各种结构，并没有绝对正确或错误的检查方式。如果超声的主要目的是通过针对性的检查来回答特定的临床问题，那么可以只检查相关结构。为了确保对髋关节进行全面的超声检查，并将错误和不完整性降至最低，建议设计并遵守检查方案，从而确保标准化和一致性。

检查流程如下，从检查髋关节前区开始（图 5-1 至图 5-4，示意图 5-1），随后检查外侧区（图 5-5 至图 5-8，示意图 5-2），以及后区（图 5-9 至图 5-14，示意图 5-3）。之后显示内侧腹股沟区（图 5-15 至图 5-18）。为了检查髋关节结构，建议使用频率较低的线阵探头，例如 9 ~ 14 MHz 探头。这样可以在足够的穿透深度下获得更好的分辨率。为了对不同体型的患者优化成像，可能需要将探头换为更低频的凸阵探头，以确保在不损失太多图像分辨率的情况下获得足够的穿透深度。检查者一只手控制超声仪器及设置，调节深度和焦点，另一只手检查患者髋关节内部和周围的相关区域。

◉ 前区结构

髋关节的检查从髋关节和关节囊的前区开始。患者仰卧，探头斜置于股骨颈上，检查关节全长，从一侧扫查到另一侧（图 5-1、图 5-2），随后将探头横向置于股骨头上（图 5-3、图 5-4）。髋关节和周围结构见示意图 5-1。

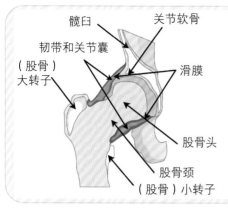

示意图5-1　髋关节及周围软组织结构解剖结构
（图片由Dr Akram惠允使用，经Unzag Designs许可印刷）

髋臼　关节软骨
韧带和关节囊
（股骨）大转子　滑膜
股骨头
股骨颈
（股骨）小转子

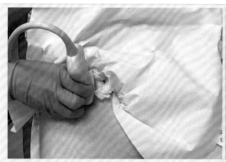

纵切面扫查髋关节和关节囊前区。

图5-1　患者体位及探头位置（起点）

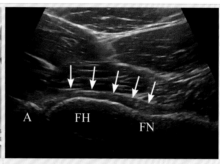

FH：股骨头；FN：股骨颈；箭头：关节囊前区；A：髋臼。
图5-2　覆盖股骨头和股骨颈的关节囊前区的斜切扫查

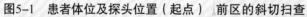

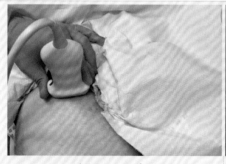

探头横向置于股骨头上。

图5-3　患者体位和探头位置

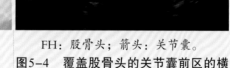

FH：股骨头；箭头：关节囊。
图5-4　覆盖股骨头的关节囊前区的横切面扫查

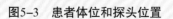

外侧区结构

髋关节外侧区的解剖结构见示意图 5-2。

患者侧卧，探头置于大转子的纵轴上（图 5-5、图 5-6）。

然后将探头旋转 90°，以获得大转子处外展肌腱的横切面图像（图 5-7、图 5-8）。

后区结构

患者俯卧，以检查后区结构。臀部和大腿后部的相关结构见示意图 5-3。

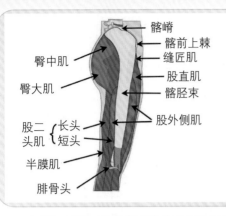

示意图5-2　髋关节周围主要的前区、后区和外侧区肌肉解剖结构

（图片由Dr Akram惠允使用，经Unzag Designs许可印刷）

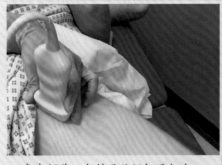

患者侧卧，大转子处纵切面扫查。

图5-5　患者体位和探头位置

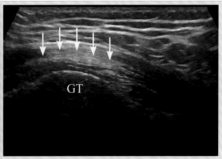

箭头：臀中肌腱；GT：大转子。

图5-6　大转子处外展肌腱的纵切面

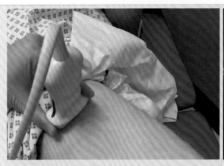

患者侧卧，大转子处横切面扫查。

图5-7　患者体位和探头位置

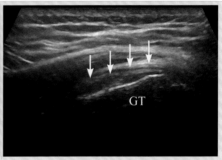

箭头：臀中肌腱；GT：大转子。

图5-8　大转子处外展肌腱的横切面

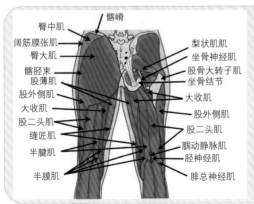

示意图5-3　臀部和大腿后区的主要肌肉解剖结构

（图片由Dr Akram惠允使用，经Unzag Designs许可印刷）

操作者将探头横向置于坐骨结节上（图 5-9），并获得腘绳肌腱的横切面图像（图 5-10）。然后旋转探头（图 5-11），获得腘绳肌起点的纵切面图像（图 5-12）。

随后再次旋转探头，并从大腿中部向下扫查，以获得腘绳肌的图像（图 5-13、图 5-14）。

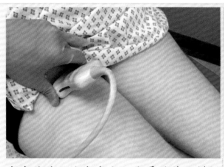

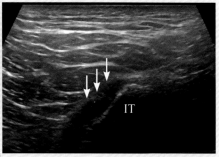

患者俯卧于检查床上，坐骨结节处横切面扫查。

IT：坐骨结节；箭头：常见的腘绳肌腱起点。

图5-9　患者体位和探头位置　　**图5-10　坐骨结节处腘绳肌起点的横切面**

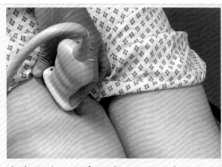

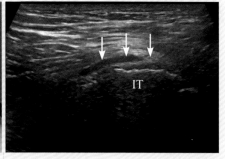

患者俯卧，坐骨结节处腘绳肌起点纵切面扫查。

IT：坐骨结节；箭头：常见的腘绳肌腱起点。

图5-11　患者体位和探头位置　　**图5-12　坐骨结节处腘绳肌起点的纵切面**

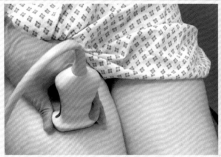

患者俯卧，大腿中后部横切面扫查。

ST：半腱肌；SM：半膜肌；AM：大收肌。

图5-13　患者体位和探头位置　　**图5-14　大腿中部腘绳肌的横切面**

◉ 内侧区结构

最后，检查内侧区结构。患者仰卧，髋关节外展，同侧膝关节微屈。

开始时将探头斜置于内收肌的纵切面上，同时嘱患者将髋关节外展、膝关节屈曲

（图5-15），以获得内收肌群会合于耻骨的图像（图5-16）。

然后将探头横向放置，以获得短轴图像（图5-17、图5-18）。

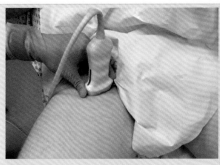 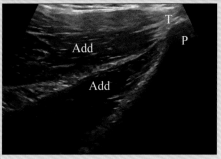

髋关节外展、膝关节屈曲，内收肌处纵向斜切面扫查。

P：耻骨；Add：内收肌；T：收肌腱。

图5-15 患者体位和探头位置　　**图5-16 内收肌群会合于耻骨的纵切面**

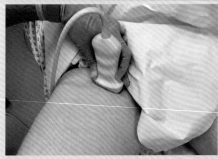 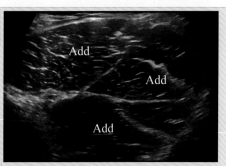

髋关节外展、膝关节屈曲，内收肌处横切面扫查。

Add：内收肌群。

图5-17 患者体位和探头位置　　**图5-18 内收肌的横切面**

病理

　　超声是评估各种髋关节病变的一种重要成像方式。超声是一种实时动态的检查，可以补充临床病史和检查结果，帮助缩小鉴别诊断范围。

　　超声评估的常见病理状态，包括退行性或炎性关节病、痛风性关节炎中潜在的关节积液或滑膜炎（图5-19至图5-22）。骨形态和附着点病变的发现对疾病的诊断有帮助。其他常见用途还包括评估腱病及并发滑囊炎，尤其是大转子疼痛综合征的髋关节外侧区周围结构（图5-23、图5-24）。

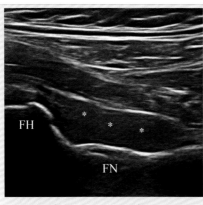

FH：股骨头；FN：股骨颈；***：
滑膜炎。

FH：股骨头；FN：股骨颈；
***：滑膜炎。

图5-19　髋关节纵切面1　　　　图5-20　髋关节纵切面2

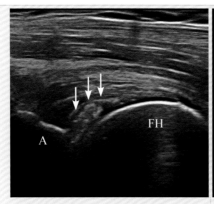

箭头:假性痛风；FH：股骨头；A：
髋白。

箭头：骨关节炎所致骨皮质异
常；FH：股骨头；A：髋白。

图5-21　髋关节纵切面3　　　　图5-22　髋关节纵切面4

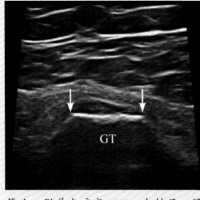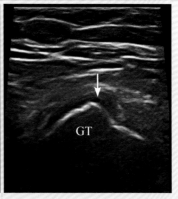

箭头：附着点病变；GT：大转子。译
者补充：该处病变可有肌腱病及滑囊
积液。

箭头：附着点病变；GT：大
转子。

图5-23　髋关节外侧区横切面　　图5-24　髋关节外侧区斜切面

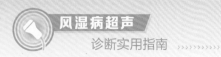

致谢 肌骨放射科医生 Jay Panchal。放射技师 Niall Rowlands 。高级放射技师 Dean Eckersley。

参考文献

（遵从原版图书著录格式）

[1] Moller I, Janta I, Backhaus M, et al. The 2017 EULAR standardized procedures for ultra- sound imaging in rheumatology. Ann Rheum Dis. 2017;76(12):1974–9.

[2] Lin YT, Wang TG. Ultrasonogaphic examination of the adult hip. J Med Ultras. 2012;20(4):201–9.

[3] Dawes A, Seidenberg PH. Sonography of sports injuries of the hip. Sports Health. 2014;6(6):531–8.

第 6 章

膝关节

Stuart Wildman

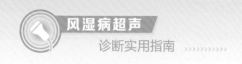
解剖基础

膝关节由股骨远端和胫骨近端组成。关节囊内侧和外侧副韧带，以及前、后交叉韧带帮助膝关节保持稳定，其主要运动形式是屈和伸。膝关节处可评估股四头肌。超声可以显示包括股四头肌肌腱和髌腱在内的伸肌体系（示意图6-1、示意图6-2）。膝关节后侧可见腘绳肌远端止点，坐骨神经在此分为胫神经和腓总神经。

关节囊由薄而坚固的纤维膜组成，其周围各个方向均有其他支撑结构加强。

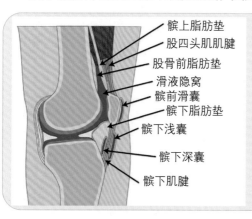

显示超声纵向观察膝关节前部时的矢状切面结构。在检查髌上隐窝积液和伸肌时，首先要显示这个切面。在这个切面中还可以看到一些滑囊，包括髌前滑囊、髌下深囊和髌下浅囊。

示意图6-1　膝关节前部（矢状面）解剖结构

（图片由Dr.Akram惠允使用，经Unzag Designs许可印刷）

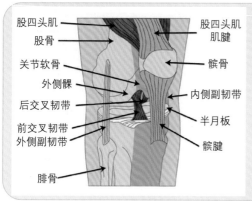

本图更清楚地显示了股四头肌腱和髌腱的宽度，请注意要在整个肌腱宽度范围内移动探头，以确保不遗漏病变。通常情况下，髌腱至少可以达到线阵探头的宽度。

示意图6-2　膝关节前部（冠状面）解剖结构

（图片由Dr.Akram惠允使用，经Unzag Designs许可印刷）

超声检查技术

🖲 髌上隐窝和股四头肌腱

膝关节检查首先要评估髌上隐窝和股四头肌肌腱。患者仰卧位，膝关节屈曲约40°。探头纵切（图6-1）面可显示髌上隐窝和股四头肌肌腱（图6-2）。确保膝关节处于屈曲位置有助于避免各向异性。评估髌上隐窝时，探头从外向内扫查，注意与无症状侧对比，观察积液量、滑膜增厚程度，如果存在滑膜增厚，使用能量多普勒观察是否存在充血。应适当减小探头加压程度，以避免关节积液和滑膜增厚被压瘪。

在评估股四头肌肌腱时，应完整显示股内侧肌的内侧止点、股直肌和股中间肌的中央止点及股外侧肌的外侧止点。该区域也可于短轴切面（图6-3）显示，此切面股骨髁间切迹、关节软骨和关节积液显示较清楚。股四头肌肌腱也可于短轴切面显示，可分辨股四头肌肌腱的层次（图6-4）。膝关节完全屈曲时，可于短轴切面评估关节软骨。

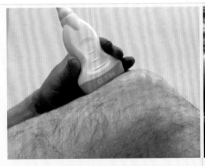

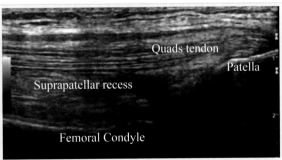

纵切面观察髌上隐窝和股四头肌腱时探头远端置于髌骨近端。探头从远端到近端、从内到外扫查，确保看到股四头肌腱的全长、横切面和隐窝积液情况。

Suprapatellar recess：髌上隐窝；Femoral Condyle：股骨髁；Quads tendon：股四头肌肌腱；Patella：髌骨。

图6-1　患者体位和探头位置（起点）　　**图6-2　髌上隐窝和股四头肌腱的纵切面**

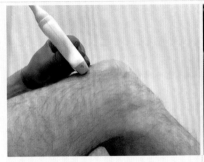

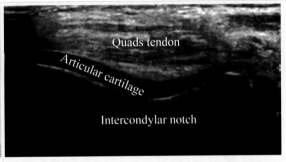

横切面观察股四头肌肌腱和关节软骨时探头从内到外扫查，确保看到肌腱和关节软骨。为了更好地观察股骨髁上的关节软骨，膝关节需完全屈曲。

注意股骨髁间切迹。Quads tendon：四头肌腱；Articular cartilage：关节软骨；Intercondylar notch：髁间切迹。

图6-3　患者体位和探头位置　　**图6-4　股四头肌肌腱和关节软骨的横切面**

🔵 髌腱（和髌下隐窝）

观察髌腱时患者仰卧，膝关节弯曲30°～40°，该姿势使髌腱有一定张力，超声观察更为容易。

将探头放一端置在髌骨远端，另一端朝向胫骨粗隆（图6-5）。纵切面观察肌腱时，应从近到远扫查，以完整显示源自髌骨的近端起点和远端插入胫骨结节处（图6-6）。评估肌腱附着部骨质增生和侵蚀性变化。多普勒可用于评估肌腱是否充血，尤其是在末端附着处。探头压力要轻，以显示远端的髌下浅囊和髌下深囊，及髌下隐窝。

在短轴切面观察肌腱时，嘱患者仰卧，膝关节屈曲30°～40°，探头置于髌腱的短轴位置（图6-7），髌腱为高回声（图6-8）。请注意，髌腱有时会比探头宽，因此需要从外侧向内侧移动探头，保证探查完全。

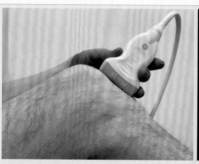

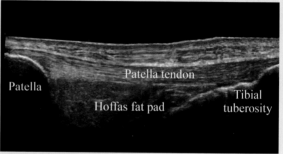

超声检查髌腱时探头从近到远、从内到外扫查。可于该水平定位髌前和髌下滑囊。

图6-5 患者体位和探头位置

Patella tendon：髌腱；Patella：髌骨；Hoffas fat pad：髌下脂肪垫；Tibial tuberosity：胫骨粗隆。

图6-6 髌腱的全景成像

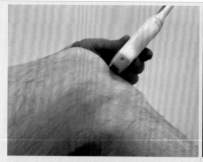

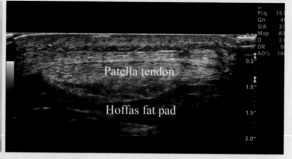

横切面扫查髌腱。

图6-7 患者体位和探头位置

Patella tendon：髌腱；Hoffas fat pad：脂肪垫。

图6-8 髌腱横切面

🔵 内侧髌旁隐窝

观察内侧髌旁隐窝时，患者应仰卧，膝关节放松伸展（图6-9）。探头置于髌骨内侧边缘，向内侧关节线倾斜。内侧髌支持带可以与髌旁隐窝一起显示（图6-10）。该切面可观察积液和滑膜增厚情况。

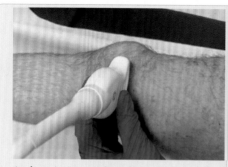

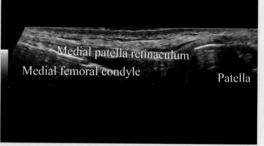

超声检查内侧髌旁隐窝时探头近端置于股骨髁，远端置于髌骨。

图6-9 患者的体位和探头位置

Medial patella retinaculum：内侧髌骨支持带；Medial femoral condyle：内侧股骨髁；Patella：髌骨。

图6-10 内侧髌旁隐窝和支持带的纵切面

膝关节内侧

观察膝关节的内侧时,患者应取仰卧位,膝关节伸展(图 6-11)。腿部外旋有利于观察。确保超声图像的近端和远端部分均能清晰识别。然后可以观察胫股关节的内侧关节隐窝(图 6-12),评估关节间隙狭窄和骨质增生的情况。在关节浅方可以看到内侧副韧带的深层和浅层(译者补充:示意图 6-3)。

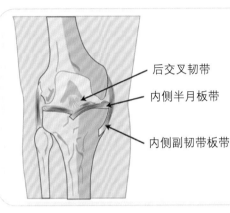

后交叉韧带

内侧半月板带

内侧副韧带板带

显示内侧副韧带位置。通常定位该韧带的方法是自其股骨起点将探头向远端移动。

示意图6-3 膝关节内侧(冠状面)解剖结构

(图片由Dr.Akram惠允使用,经Unzag Designs许可印刷)

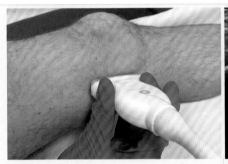

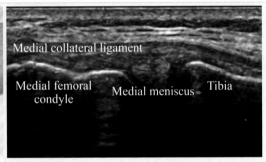

检查膝关节内侧时探头近端置于股骨内侧髁,远端置于胫骨内侧髁。该切面也可显示内侧副韧带和内侧半月板。注:此为左腿。

图6-11 患者体位和探头位置

Medial collateral ligament:内侧副韧带;Medial femoral condyle:内侧股骨髁;Medial meniscus:内侧半月板;Tibia:胫骨。

图6-12 膝关节内侧(包括内侧副韧带和半月板)的纵切面

鹅足腱

观察鹅足腱时,扫查膝关节并将探头向远端移动并向胫骨轴内侧倾斜(图 6-13),可以看到由前侧缝匠肌、中间股薄肌和后侧半腱肌肌腱构成的鹅足腱附着于胫骨干(图 6-14,示意图 6-4)。

外侧髌旁隐窝

观察外侧髌旁隐窝时,嘱患者仰卧,膝关节放松伸展。超声探头置于与外侧关节线成一定角度的髌骨外侧边缘(图 6-15)。外侧髌支持带可与外侧髌旁隐窝一起显示(图 6-16)。

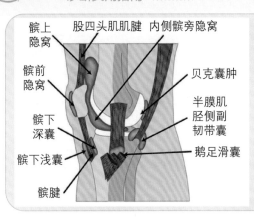

超声显示鹅足腱清晰，但通常很难区分股薄肌、半腱肌和缝匠肌的三个肌腱。

示意图6-4　鹅足复合体（矢状面）解剖结构

（图片由Dr.Akram惠允使用，经Unzag Designs许可印刷）

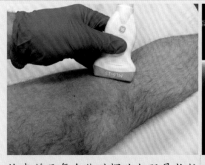

检查鹅足复合体时探头与胫骨长轴平行，垂直于鹅足腱。

图6-13　患者体位和探头位置

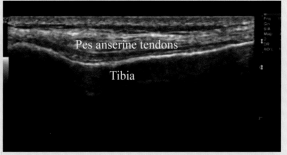

Pes anserine tendons：鹅足腱；Tibia：胫骨。

图6-14　鹅足复合体（缝匠肌、股薄肌、半腱肌肌腱）的纵切面

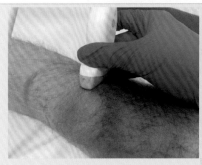

超声检查外侧髌旁隐窝时探头近端置于股骨外侧髁，远端置于髌骨。
注：此为右腿。

图6-15　患者体位和探头位置

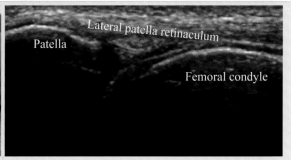

Patella：髌骨；Lateral patella retinaculum：外侧髌支持带；Femoral condyle：股骨髁。

图6-16　外侧髌旁隐窝和支持带的纵切面

◉ 膝关节外侧

观察膝关节的外侧时，嘱患者应仰卧，膝关节伸展（图6-17），也可以侧卧。确定超声图像的近端和远端部分均能清晰识别，显示膝关节的外侧关节隐窝（示意图6-5），评估关节间隙狭窄和骨质增生及腘肌腱（图6-18），可以清楚地看到髂胫束插入胫骨上的Gerdy结节（图6-19）。

外侧副韧带附着于腓骨头（图6-20），其长度较长，且无张力时呈波浪状，通常很难完整显示。

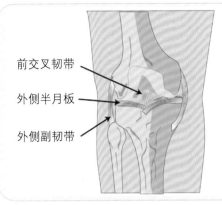

显示膝关节外侧半月板。外侧副韧带远端附着于腓骨头表面。骨性标志是超声识别该区域结构的关键。

前交叉韧带

外侧半月板

外侧副韧带

示意图6-5　外侧膝关节（冠状）解剖结构
（图片由Dr.Akram惠允使用，经Unzag Designs许可印刷）

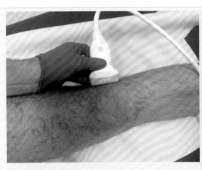

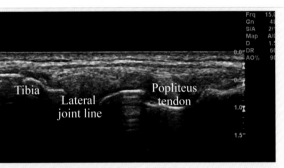

探头两端分别置于股骨外侧髁和腓骨头处。膝外侧关节囊也可在此切面观察到。注：此为左腿。

Tibia：胫骨；Lateral joint line：外侧关节线；Popliteus tendon：腘肌腱。

图6-17　患者体位和探头位置

图 6-18　胫骨和股骨髁间可见膝关节外侧和腘肌腱的位置

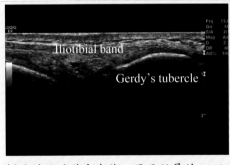

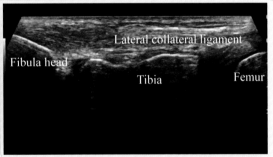

探头的远端稍向内旋，显示胫骨的Gerdy结节。Iliotibial band：髂胫束；Gerdy's tubercle：Gerdy结节。

Fibula head：腓骨头；Lateral collateral ligament：外侧副韧带；Tibia：胫骨；Femur：股骨。

图6-19　髂胫束止于胫骨结节处

图6-20　外侧副韧带插入腓骨头的纵切面

🔘 膝关节后侧

观察膝关节后内侧时，嘱患者俯卧位，膝关节完全伸展（图 6-21）。如果患者无法完全伸展膝关节，可在脚踝下方放置一个枕头，这样能令患者感觉较为舒适。将探头放置在膝关节后内侧取短轴切面（图 6-22），可以看到小而表浅的半腱肌肌腱和深部的半膜肌肌腱。其内侧是股骨内侧髁突出的骨轮廓。位于腘绳肌腱外侧的腓肠肌内侧头构成

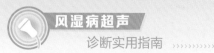
了腘窝的边界。腘窝囊肿通常出现在半腱肌和半膜肌肌腱与腓肠肌内侧头的筋膜平面之间（示意图6-6）。

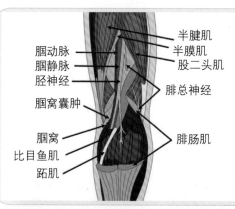

半腱肌
腘动脉　半膜肌
腘静脉　股二头肌
胫神经
腓总神经
腘窝囊肿
腘窝　腓肠肌
比目鱼肌
跖肌

超声评估该区域需要对相关肌肉组织，包括腓肠肌和远端腘绳肌肌腱有深入了解。该区域可显示坐骨神经位于中央，随后分为胫和腓总（腓）神经。

示意图6-6　膝关节后部（冠状）解剖结构
（图片由Dr.Akram惠允使用，经Unzag Designs许可印刷）

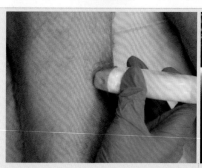

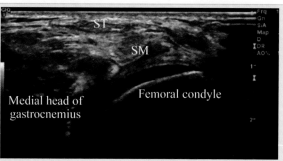

检查膝关节后内侧时探头一端置于股骨内侧髁，另一端置于腓肠肌内侧头和半膜肌腱，从内到外、从近到远扫查。

图6-21　患者体位和探头位置

这两个结构之间的区域可探及腘窝囊肿（图6-25）。SM：半膜肌；ST：半腱肌肌腱；Medial head of gastrocnemius：腓肠肌内侧头；Femoral condyle：股骨髁。

图6-22　膝关节后内侧的横切面

病变

　　评估髌上内侧和外侧隐窝及髌下隐窝时，可发现积液或滑膜炎和（或）滑膜增生（图6-23、图6-24）。滑膜增生表现为异常的低回声组织，不可移位且压缩性差。认识到正常关节（例如足部跖趾关节，尤其是第一跖趾关节）中普遍存在积液和滑膜肥厚十分重要。医师理解何为"正常"，是适当使用超声的基础。

　　在探查过程中，可能会探及多普勒信号，但是与掌指关节等较浅的关节相比，膝关节位置较深，因此多普勒信号的获取更有难度。研究表明，使用不同机器、多普勒模式和设置对炎症的量化有较大影响。

　　超声评估膝关节积液十分容易，且检查结果优于临床查体。对比观察无症状和有症状关节通常可提供有用信息。

　　骨关节炎和炎症性关节炎相关的关节积液，通常会导致腘窝囊肿，腘窝囊肿见于膝关节的后内侧（图6-25）。

骨关节炎可导致特征性骨赘，常出现于膝关节边缘（图 6-26），可出现半月板受压。在股骨髁水平还可探及软骨变薄，在股骨髁水平评估软骨时，痛风患者可见双轨征(图 6-27)，软骨内的晶体沉积提示假性痛风或二水焦磷酸钙(图 6-28)。其他特征包括痛风石(图 6-29)和半月板中的晶体沉积物。

膝关节周围有许多滑囊，包括髌前滑囊和髌下深囊（图 6-30）。滑囊是帮助减少摩擦的关节外结构。超声上的病理性变化包括滑囊扩张，表现为低回声或无回声和多普勒信号。

脊柱关节病可引起附着端炎，常见于股四头肌和髌腱的附着处（图 6-31）。附着端

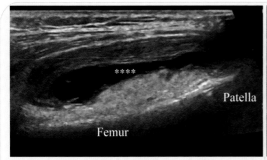

****：关节积液；Femur：股骨；Patella：髌骨。

图6-23 髌上隐窝和滑膜炎纵切面

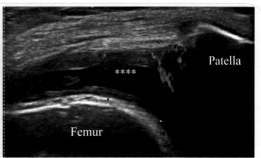

显示积液（****）伴滑膜内多普勒信号增加。Femur：股骨；Patella：髌骨。

图6-24 外侧髌旁隐窝纵切面

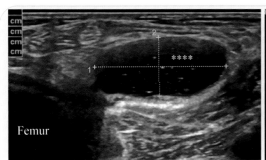

显示Baker囊肿（****）。Femur：股骨。

图6-25 膝关节后侧横切面扫查

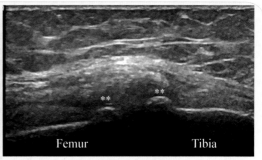

显示骨赘（**）。Femur：股骨；Tibia：胫骨。

图6-26 膝关节外侧纵切面

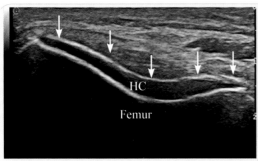

显示痛风双轨征（箭头），Femur：股骨。

图6-27 关节软骨横切面1

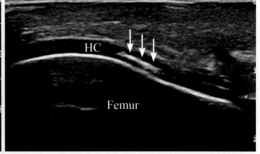

显示假性痛风关节软骨内晶体沉积（箭头）。Femur：股骨。

图6-28 关节软骨横切面2

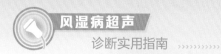

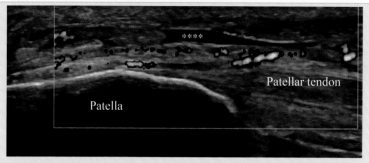

显示痛风石（箭头），痛风石周围可见多普勒信号增加。Femur：股骨；Tibia：胫骨。

图6-29 膝关节纵切面

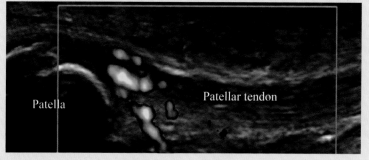

显示髌前滑囊炎多普勒信号增加（****）。Patella：髌骨；Patellar tendon：髌腱。

图6-30 髌腱纵切面1

显示脊柱关节病中髌腱上部多普勒信号增加。Patella：髌骨；Patellar tendon：髌腱。

图6-31 髌腱纵切面2

炎通常发生在纤维软骨附着点。机械性的肌腱插入点疾病与全身性炎症所致的局部病症很难区分，超声可帮助鉴别。

超声能够评估膝关节周围的急性肌肉、肌腱和韧带损伤，但无法评估关节内损伤，这类损伤以核磁共振成像评估为佳。超声也可以观察外周神经，例如腓骨头处的腓总神经等卡压部位。

参考文献

（遵从原版图书著录格式）

[1] Wakefield RJ, Balint PV, Szkudlarek M, Filippucci E, Backhaus M, D'Agostino MA, Sanchez EN, Iagnocco A, Schmidt WA, Bruyn GA, Bruyn G. Musculoskeletal ultrasound including definitions for ultrasonographicpathology. J Rheumatology. 2005;32(12):2485–7.

[2] D'Agostino MA, Terslev L, Aegerter P, Backhaus M, Balint P, Bruyn GA, Filippucci E, Grassi W, Iagnocco A, Jousse-Joulin S, Kane D. Scoring ultrasound synovitis in rheumatoid arthritis: a EULAR-OMERACT ultrasound taskforce—Part 1: definition and development of a standardised, consensus-based scoring system. RMD Open. 2017;3(1):e000428.

[3] Najm A, Orr C, Gallagher L, Biniecka M, Gaigneux E, Le Goff B, Fearon U, Veale DJ. Knee joint synovitis: study of correlations and diagnostic performances of ultrasonography com-pared with histopathology. RMD Open, 2018;4(1).

[4] Kane D, Balint PV, Sturrock RD. Ultrasonography is superior to clinical examination in the detection and localization of knee joint effusion in rheumatoid arthritis. J Rheumatol. 2003;30(5):966–71.

[5] Padovano I, Costantino F, Breban M, D'agostino MA. Prevalence of ultrasound synovial inflammatory findings in healthy subjects. Annals Rheum Diseas. 2016;75(10):1819–23.

[6] Torp-Pedersen S, Christensen R, Szkudlarek M, Ellegaard K, D'Agostino MA, Iagnocco A, Naredo E, Balint P, Wakefield RJ, Torp-Pedersen A, Terslev L. Power and color Doppler ultrasound settings for inflammatory flow: impact on scoring of disease activity in patients with rheumatoid arthritis. Arthrit Rheumatol. 2015;67(2):386–95.

[7] Bhadu D, Das SK, Wakhlu A, Dhakad U, Sharma M. Ultrasonographic detection of double contour sign and hyperechoic aggregates for diagnosis of gout: two sites examination is as good as six sites examination. Int J Rheum Diseas. 2018;21(2):523–31.

[8] Ruangchaijatuporn T, Gaetke-Udager K, Jacobson JA, Yablon CM, Morag Y. Ultrasound eval-uation of bursae: anatomy and pathological appearances. Skeletal Radiol. 2017;46(4):445–62.

[9] Kaeley GS, Eder L, Aydin SZ, Gutierrez M, Bakewell C. Enthesitis: a hallmark of psoriatic arthritis. In: Seminars in arthritis and rheumatism, vol. 48, no. 1. WB Saunders; 2018. pp. 35–43.

第 7 章

踝和足

Qasim Akram

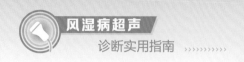

踝关节扫查

踝前侧

基础解剖

踝关节为屈戌关节，由外踝（腓骨）、胫骨远端及距骨体（胫距关节）组成。踝关节的关节囊紧贴于关节表面，与其他屈戌关节类似，踝关节的前、后侧较薄弱，而内、外侧由于坚韧的侧副韧带附着而更稳定（示意图7-1）。

踝关节可做屈（跖屈）、伸（背屈）运动。与背屈有关的肌腱主要是踝前侧的胫骨前肌、趾长伸肌和拇长伸肌（示意图7-2）。主要的跖屈肌包括内踝的胫骨后肌、拇长屈肌和趾长屈肌（示意图7-3）。外踝的肌腱主要包括腓骨短肌和腓骨长肌（示意图7-4）。踝关节前侧和内侧的肌腱使踝内翻，外侧肌腱使踝外翻。跗骨间关节使足能够自由活动。

胫骨前肌走行于踝关节的前侧，止于内侧楔骨和第一跖骨跖面。拇长伸肌在胫骨前肌的外侧和趾长伸肌的内侧走行。趾长伸肌穿过踝关节前侧，止于第二到第五足趾的中、远节趾骨（示意图7-2）。

距下关节由距骨和跟骨的关节面组成（示意图7-5、示意图7-6），由附着于关节面边缘的纤维囊支持，并由距跟韧带加固。前距下关节（距跟周关节）由距骨头、舟骨后侧的距骨关节面、跟周足底韧带上方，以及跟骨支持带和跟骨关节面构成。

足可分为3个部位：后足（距骨、跟骨）、中足（舟骨、骰骨和3块楔骨）和前足（跖骨、趾骨）（示意图7-1、示意图7-7）。

踝关节和足部的骨骼包括：跟骨、距骨、舟骨、骰骨（与第四和第五跖骨构成关节）、与第一到第三跖骨形成关节的楔骨（外侧、中间、内侧）、5块跖骨及5组趾骨。除双侧第一足趾仅包括近节和远节趾骨外，其余四趾均可分为近节、中节和远节趾骨。

跗横关节由内侧的距舟关节及外侧的跟骰关节（示意图7-7）构成，可使足内翻和外翻。在足的远端，舟骨和3块楔骨构成楔舟关节。楔骨和骰骨与跖骨近端构成跗跖关节。

前足的跖趾关节、近端和远端趾间关节可使各足趾做不同程度的屈伸运动（示意图7-7）。

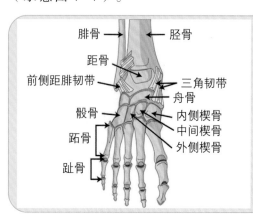

包括胫距关节、跗骨间关节和趾间关节。

示意图7-1 踝关节前侧结构解剖结构
（图片由Dr Akram惠允使用，经Unzag Designs许可印刷）

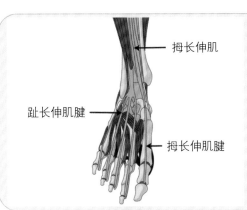

包括拇长伸肌腱和趾长伸肌腱及走行于拇长伸肌腱内侧的胫骨前肌腱，胫骨前肌腱为背屈肌腱。此位置关系在示意图7-4中显示更清晰。

拇长伸肌

趾长伸肌腱

拇长伸肌腱

示意图7-2 踝关节前侧的伸肌腱解剖结构

（图片由Dr Akram惠允使用，经Unzag Designs许可印刷）

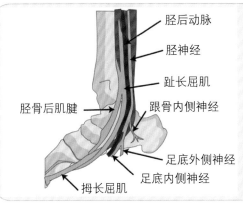

包括趾长屈肌腱和拇长屈肌腱。

胫后动脉

胫神经

趾长屈肌

胫骨后肌腱

跟骨内侧神经

足底外侧神经

足底内侧神经

拇长屈肌

示意图7-3 内踝的屈肌腱—胫骨后肌腱解剖结构

（图片由Dr Akram惠允使用，经Unzag Designs许可印刷）

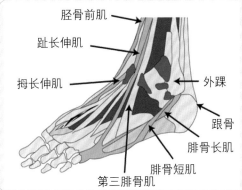

图中可以看到踝关节前侧的肌腱由外向内依次为趾长伸肌、拇长伸肌和胫骨前肌。

胫骨前肌

趾长伸肌

拇长伸肌

外踝

跟骨

腓骨长肌

腓骨短肌

第三腓骨肌

示意图7-4 踝关节外侧的肌腱—腓骨长肌腱和腓骨短肌腱解剖结构

（图片由Dr Akram惠允使用，经Unzag Designs许可印刷）

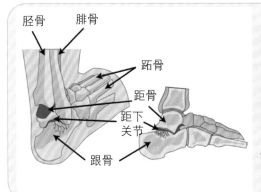

胫骨 腓骨

跗骨

距骨

距下关节

跟骨

示意图7-5 距下关节解剖结构

（图片由Dr Akram惠允使用，经Unzag Designs许可印刷）

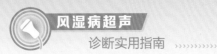
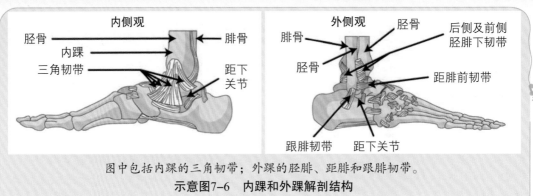

图中包括内踝的三角韧带；外踝的胫腓、距腓和跟腓韧带。

示意图7-6　内踝和外踝解剖结构

（图片由Dr Akram惠允使用，经Unzag Designs许可印刷）

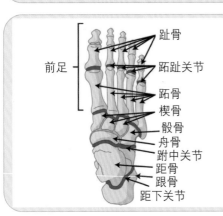

示意图7-7　足部骨和关节解剖结构

（图片由Dr Akram惠允使用，经Unzag Designs许可印刷）

　　操作者通常使用线阵探头（8～15 MHz）扫查踝关节和足，但是扫查足部小关节或者周边关节时通常选择更高频率的探头（如曲棍探头）。注意调节深度及聚焦。检查时一手调节超声设备，另一手持探头扫查关节区域。

　　检查踝关节时首先评估胫距关节和前隐窝。嘱患者取平卧位，膝盖屈曲，足平放在检查床上。探头纵切放置在踝关节的中部，获得胫距关节长轴切面（图7-1、图7-2），由近及远扫查，评估胫距关节前隐窝是否有积液。将探头旋转90°横切面扫查，可看到完整的透明软骨。

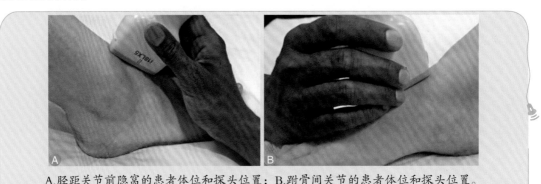

A.胫距关节前隐窝的患者体位和探头位置；B.跗骨间关节的患者体位和探头位置。

图7-1　纵切面评估胫距关节和前隐窝

　　纵切面进一步向远端扫查，使探头与第二跖骨在一条直线上或与之平行，依次观察距舟、楔舟及跗（楔）跖关节（图 7-3 至图 7-5）。3 块楔骨及上述关节也可在横切面上扫查（图 7-6、图 7-7）。中间的楔骨与第二跖骨近端构成跗跖关节。

　　检查踝关节前侧的伸肌腱采用上文相同的体位。先将探头横切，由内至外逐一扫查踝关节前侧的 3 条伸肌腱（图 7-8、图 7-9），然后在纵切面由近及远依次扫查各肌腱（图 7-10、图 7-11）。

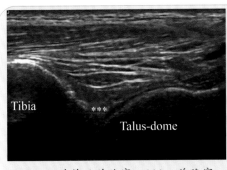

显示胫距关节及前隐窝。***：前隐窝；Tibia：胫骨；Talus-dome：距骨体。

图7-2　踝关节前侧纵切面

ET：伸肌腱；TNJ：距舟关节；**：软骨；***：前隐窝；Tibia：胫骨；T-dome：距骨体；T-neck：距骨颈；T-head：距骨头。

图7-3　包含跗骨间关节的踝关节前侧纵切面

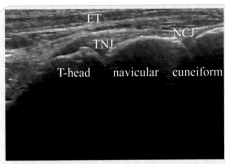

ET：伸肌腱；TNJ：距舟关节；NCJ：楔舟关节；T-head：距骨头；navicular：舟骨；cuneiform：楔骨。

图7-4　包含跗骨间关节的踝关节前侧纵切面

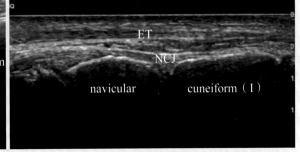

ET：伸肌腱；NCJ：楔舟关节；navicular：舟骨；cuneiform（I）：中间楔骨。

图7-5　包含跗骨间关节的踝关节前侧纵切面

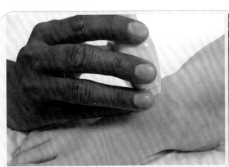

横切面评估楔骨。

图7-6　患者体位及探头放置（起点）

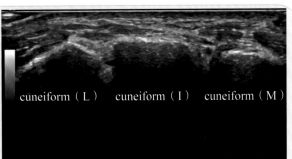

cuneiform（L）：外侧楔骨；cuneiform（I）：中间楔骨；cuneiform（M）：内侧楔骨。

图7-7　楔骨横切面

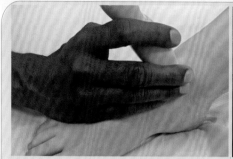

横切扫查踝关节前侧伸肌腱。

图7-8　患者体位及探头放置

显示胫骨前肌腱、趾长伸肌腱和拇长伸肌腱。（T）A：胫骨前肌腱；E（H）L：拇长伸肌腱；EHL muscle：拇长伸肌；E（D）L：趾长伸肌；C：软骨；Talus：距骨。

图7-9　踝关节前侧伸肌腱横切面

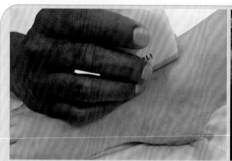

纵切面评估胫骨前肌。

图7-10　患者体位及探头放置

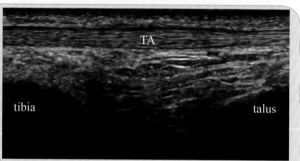

tibia：胫骨；talus：距骨；TA：胫骨前肌腱。

图7-11　胫骨前肌腱纵切面

为检查前侧胫腓韧带，将探头的一端至于外踝（腓骨），另一端略倾斜，指向胫骨远端（示意图7-6）。声像图上应该显示胫骨远端及外踝（腓骨）（图7-12、图7-13）。

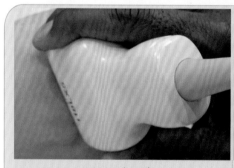

评估胫腓韧带。

图7-12　患者体位及探头放置

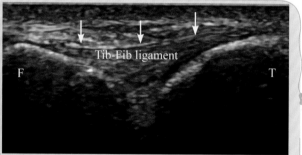

F：腓骨；T：距骨；Tib-Fib ligament：胫腓韧带（箭头）。

图7-13　胫腓韧带长轴切面

内踝

基础解剖

内踝包含3条屈肌腱—胫骨后肌腱、趾长屈肌腱和拇长屈肌腱，3条肌腱由各自的腱鞘包绕，穿过踝管。胫骨后肌腱横切面呈椭圆形，直径约为相邻趾长屈肌腱的2倍。胫骨后肌腱走行于内踝骨的下方，跟舟足底韧带的表面，附着于舟骨表面并进一步延伸至 3 块楔骨及第一到第四跖骨的基底部。胫骨后肌腱可使足内翻，并且是保持后足稳定的主要结构。趾长屈肌腱位于胫骨后肌腱的外侧，再往外是拇长屈肌腱（示意图 7-3）。

　　检查胫骨后肌腱、趾长屈肌腱和拇长屈肌腱（图 7-14、图 7-15）时嘱患者采取与上文相似的仰卧、膝关节屈曲位，不同之处在于为了更好地观察内踝的结构，髋关节需要外展，同时足也可以轻度外旋。探头横切面至于内踝远端的后方，由内至外扫查 3 条屈肌腱、胫神经、踝管及血管，之后可纵切面扫查每条肌腱（图 7-16、图 7-17）。例如，将探头纵切面置于内踝后方，由近及远扫查，可看到胫骨后肌止于舟骨处（图 7-18、图 7-19）。简单的扫查方式是直接将探头远端于舟骨处，近端置于内踝。

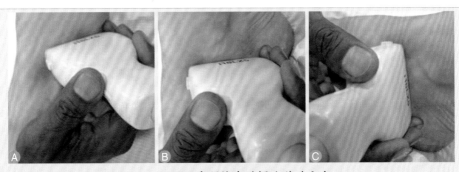

A、B、C显示内踝检查时探头移动方向。

图7-14　横切面评估内踝处屈肌腱时的患者体位及探头放置（起点）

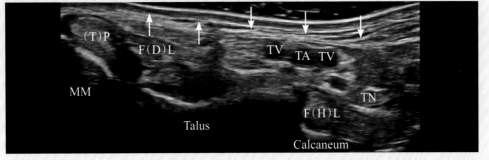

（T）P、F（D）L、F（H）L分别显示胫骨后肌腱、趾长屈肌腱和拇长屈肌腱；TA：胫动脉；TV：胫静脉；TN：示胫神经；MM：内踝；Talus：距骨；Calcaneum：跟骨。

图7-15　横切评估屈肌腱

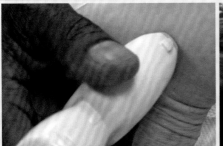

纵切面评估伸肌腱。

图7-16　患者体位和探头放置

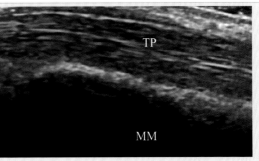

TP：胫骨后肌腱；MM：内踝。

图7-17　纵切面评估屈肌腱

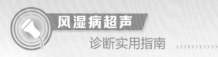
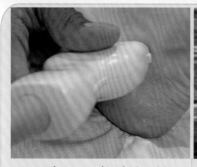

显示胫骨后肌附着于舟骨的部位。

图7-18　患者体位及探头放置

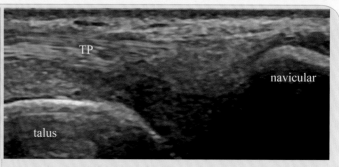

显示胫骨后肌附着于舟骨的部位。TP：胫骨后肌腱；talus：距骨；navicular：舟骨。

图7-19　纵切面评估屈肌腱

相同体位继续评估距跟关节（距下关节前侧或内侧）（图 7-20、图 7-21），寻找是否有积液。将探头从近侧的跟骨支持带向远侧舟骨移动，可获得一系列纵切面。在此体位下还可评估跟舟足底韧带。为了扫查跟周足底韧带或跟周韧带，探头近端放置在跟骨并使其远端朝向舟骨上方（图 7-20、图 7-21）。

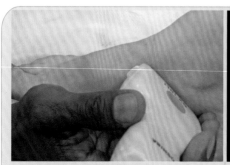

纵切面评估跟周足底韧带和距跟关节（外侧距下关节）。

图7-20　患者体位及探头放置

TP：胫骨后肌腱；SL：跟周足底韧带；***：距下关节（外侧）。图中距跟关节为长轴。talus：距骨；calcaneum：跟骨。

图7-21　跟周足底韧带纵切面

扫查三角韧带的体位与上文基本相同，嘱患者足轻微背屈（示意图 7-6、示意图 7-8）。扫查胫跟关节后，以内踝为中心，顺时针方向扇形移动探头扫查距骨、跟骨和舟骨（图 7-22、图 7-23）。

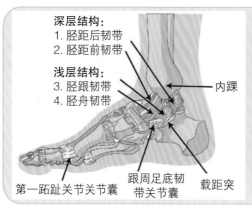

深层结构：
1. 胫距后韧带
2. 胫距前韧带

浅层结构：
3. 胫跟韧带
4. 胫舟韧带

内踝

第一跖趾关节关节囊　跟周足底韧带关节囊　载距突

示意图7-8　三角韧带解剖结构

（图片由Dr Akram惠允使用，经Unzag Designs许可印刷）

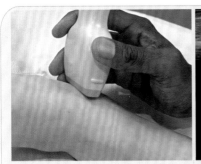

纵切面评估三角韧带。

图7-22　患者体位及探头放置

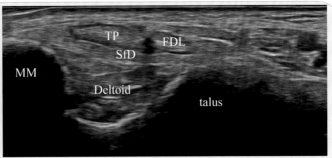

MM：内踝；TP：胫骨后肌腱；FDL：趾长屈肌腱；SfD：三角韧带浅层结构；Deltoid：三角韧带深层；talus：距骨。

图7-23　三角韧带纵切面

🔘 外踝

基础解剖学

外踝检查从胫距关节外侧隐窝开始。患者呈仰卧位，屈膝平躺，足跖面置于检查台上，足稍内翻。将探头放置于踝关节外侧外踝上方（图 7-24、图 7-25）。

将探头置于如图所示的纵切面即可检查距下关节后侧或外侧（示意图 7-5、图 7-26）。声像图中所示为距骨和跟骨（图 7-27）。

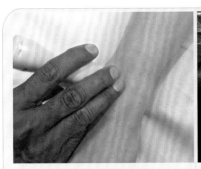

纵切面扫查外侧隐窝。

图7-24　患者体位和探头位置

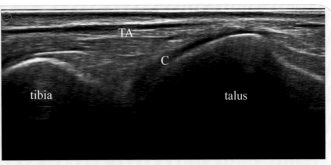

C：cartilage；tibia：胫骨；talus：距骨；TA：前胫距韧带。

图7-25　外侧隐窝纵切面

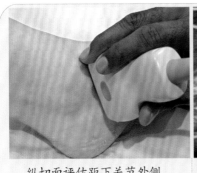

纵切面评估距下关节外侧。

图7-26　患者体位和探头位置

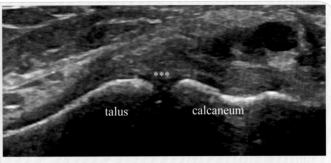

talus：距骨；calcaneum：跟骨；***：关节囊。

图7-27　距下（外侧）关节纵切面

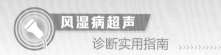

外侧肌腱为腓骨长肌腱和腓骨短肌腱，使足部外翻（示意图7-4），走行于外踝的后侧和下方，在腓骨肌肉收缩时起到滑车作用。腓骨短肌较小，位于外踝后缘、后踝沟中的腓骨长肌的前方。腓骨短肌离骨最近。腓骨长肌沿足底骰骨的腓骨长肌腱沟走行，并止于第一跖骨基部的外侧和内侧楔骨。

检查肌腱时，患者体位与足外侧检查时体位相同，足稍内翻。将超声探头置于外踝后方和腓骨后沟上方，即可观察到腓骨肌腱。首先，探头在横切面由内至外进行扫查（图7-28、图7-29）。然后，探头在纵切面由近及远进行扫查（图7-30、图7-31），直至第五跖趾关节腓骨短肌腱插入处（图7-32、图7-33）。

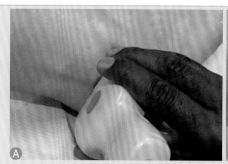
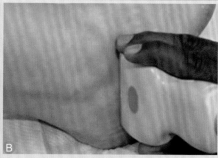

A和B显示观察肌腱时探头的运动方向。

图7-28　腓骨肌腱横断面扫查时患者体位

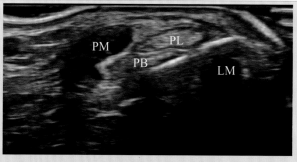

PL：腓骨长肌；PB：腓骨短肌；PM：腓骨肌；LM：外踝。

图7-29　腓骨肌腱横切面

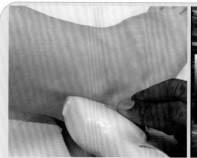
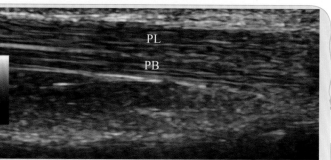

纵切面扫查腓骨肌腱。

图7-30　患者体位和探头位置

PL：腓骨长肌；PB：腓骨短肌。

图7-31　腓骨肌腱纵切面

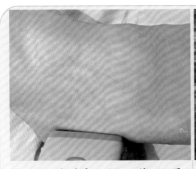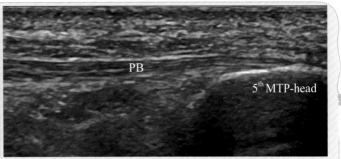

纵切面扫查腓骨肌腱插入第五跖骨。

图7-32　患者体位和探头位置

PB：腓骨短肌；5thMTP-head：第五跖骨头。

图7-33　腓骨短肌插入第五跖骨处纵切面

　　于相同位置检查距腓前韧带（示意图 7-6、示意图 7-9），嘱患者足稍内翻可拉伸外侧韧带。探头在纵切面置于外踝（腓骨）到距骨之间，几乎平行于足底。声像图示外踝和距骨（图 7-34、图 7-35）。

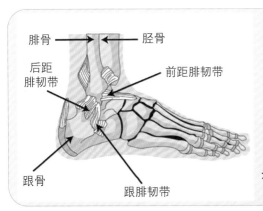

示意图7-9　距腓前韧带解剖结构
（图片由Dr Akram惠允使用，经Unzag许可印刷）

腓骨　　　胫骨
后距腓韧带　　　前距腓韧带
跟骨　　　跟腓韧带

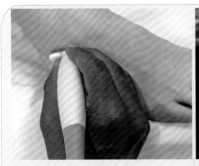

检查距腓前关节。

图7-34　患者体位和探头位置

LM（fibula）：外踝（腓骨）；ATFL：前距腓韧带；Talus：距骨。

图7-35　距腓前关节纵切面

　　相同的足背屈体位（图 7-36、图 7-37）继续扫查跟腓关节（示意图 7-6、示意图 7-9）。将探头放置于跟骨上外侧表面外踝上，探头从近端扫至远端。

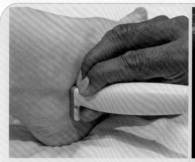

图7-36　检查跟腓关节时的患者体位和探头位置

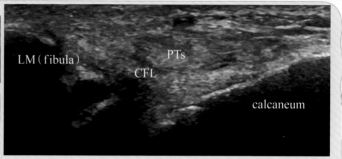

LM（fibula）：外踝（腓骨）；calcaneum：跟骨；CFL：跟腓韧带；PTs：腓肌腱。

图7-37　跟腓关节纵切面

● 前足

患者体位与前文相同，探头进一步向远端扫查，并平行于跖骨，评估跖趾关节及趾间关节。

操作者先纵切面扫查（图7-38、图7-39），然后横切面扫查（图7-40、图74-41）。对每个跖趾关节、近端趾间关节和远端趾间关节进行评估（图7-42、图7-43）。仔细检查骨、软骨、滑膜及表面覆盖的伸肌腱。

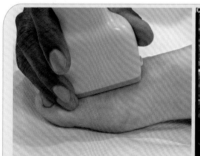

纵切面扫查跖趾关节。

图7-38　患者体位和探头位置（起点）

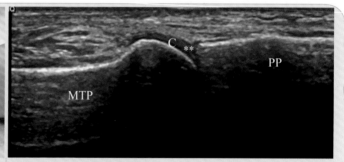

跖趾关节由跖骨和趾骨组成。PP：近端趾骨；C：软骨；**：滑膜；MTP：跖趾骨。

图7-39　跖趾关节纵切面

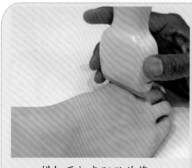

横切面扫查跖趾关节。

图7-40　患者体位和探头位置

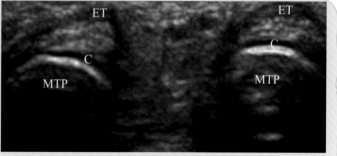

跖趾关节为跖骨—趾骨关节。MTP：跖趾骨；C：软骨；ET：伸肌腱。

图7-41　跖趾关节横切面

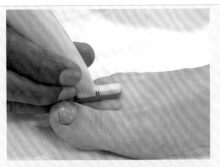

评估近端趾间关节和远端趾间关节。

图7-42　患者体位和探头位置

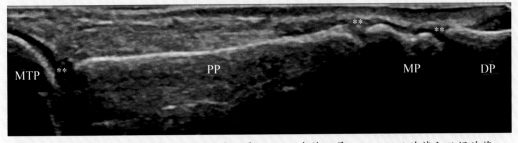

MTP：跖骨；PP：近节趾骨；DP：远节趾骨；MP：中节趾骨；**：跖趾关节和趾间关节。

图7-43　近端趾间关节和远端趾间关节纵切面

第一跖趾关节骨皮质内侧（图 7-44、图 7-45）和第五跖趾关节外侧面（图 7-46、图 7-47）采用相同体位进行评估。这些都是类风湿性关节炎侵蚀的常见部位。

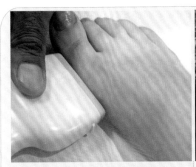

评估第一跖趾内侧关节。

图7-44　患者体位和探头位置

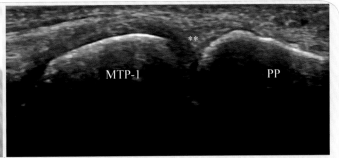

MTP-1：第一跖骨；PP：近端趾骨；**：跖趾关节。

图7-45　第一跖趾关节纵切面

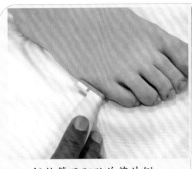

评估第五跖趾关节外侧。

图7-46　患者的体位和探头位置

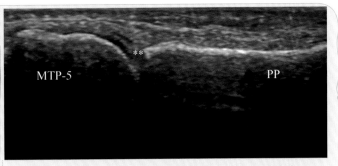

MTP-5：第五跖骨；PP：近端趾骨；**：跖趾关节。

图7-47　第五跖趾关节外侧纵切面

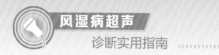

風湿病超声
诊断实用指南

跖趾关节软骨的横切面图像亦在膝盖固定、足跟置于诊床上、足趾被动固定的位置观察。探头从内侧扫至外侧。这对于确定骨关节炎中软骨的丢失及痛风和假性痛风等晶体关节炎中的晶体沉积非常重要。

🦶 踝后侧

跟腱是一大块肌腱,通过附着在跟骨上的比目鱼肌、跖肌和腓肠肌的共同作用来使踝关节跖屈。

检查踝后侧关节时,患者俯卧,膝盖完全伸展,腿平放于诊床上(示意图7-10),足稍背屈,以收缩跟腱。探头在纵切面放置于跟腱上,从肌肉—肌腱连接处开始由近及远扫查(图7-48、图7-49),然后在远端评估肌腱、跟骨后囊和胫—距关节后侧(图7-50、图7-51),然后仔细检查跟腱附着点(图7-52、图7-53),它是脊柱关节病等疾病的重要累及部位。探头旋转90°,横切面扫查跟腱附着点和肌腱交界处(图7-54至图7-57)。

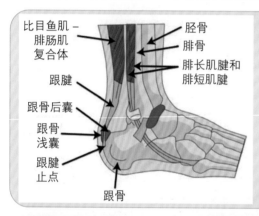

示意图7-10 包括跟腱的踝后侧解剖结构
(图片由Dr Akram惠允使用,经Unzag许可印刷)

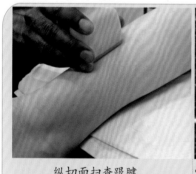

纵切面扫查跟腱。
图7-48 患者体位和探头位置

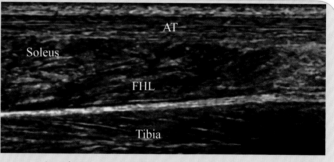

Soleus:比目鱼肌;AT:跟腱;FHL:拇长屈肌;Tibia:胫骨。
图7-49 跟腱纵切面

🦶 足底踝关节和足

检查跖筋膜(示意图7-11)应嘱患者保持俯卧位,纵切面扫查跟骨内侧结节。纵切面扫查须在探头远端边缘施加更多的压力。探头由近及远全面扫查足底筋膜(图7-58、图7-59)。

嘱患者将足置于背屈位检查趾长屈肌,在平行于跖骨的足底侧进行纵切面扫查(图7-60、图7-61),然后进行横切面扫查(图7-62、图7-63)。趾长屈肌和趾短屈肌走行于足底

96

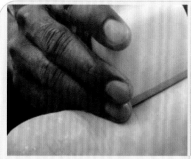

纵切面扫查跟腱。

图7-50 患者体位和探头位置

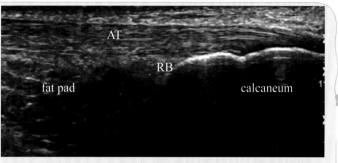

fat pad：脂肪垫；AT：跟腱，RB：跟骨后囊；calcaneum：跟骨。

图7-51 跟腱纵切面

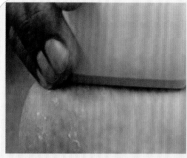

纵向检查跟骨跟腱止点。

图7-52 患者体位和探头位置

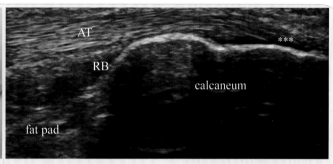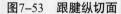

包括跟腱跟骨附着点处。***：跟腱插入处；fat pad：脂肪垫；AT：跟腱；RB：跟骨后囊；calcaneum：跟骨。

图7-53 跟腱纵切面

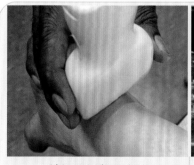

横切面扫查跟腱。

图7-54 患者体位和探头位置

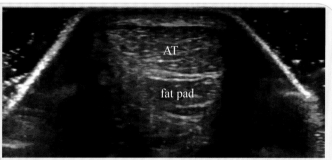

包括肌腱下方卡格脂肪垫。fat pad：脂肪垫；AT：跟腱。

图7-55 跟腱横切面

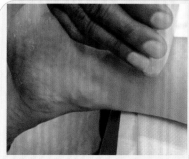

肌腱交界处检查跟腱横切面。

图7-56 患者体位和探头位置

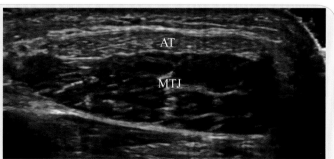

AT：跟腱；MTJ：肌肉与肌腱衔接处。

图7-57 肌肉肌腱交界处跟腱横切面

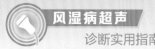

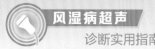

下部，在滑膜包裹的共同纤维鞘内。鞘由跖面前部插入的横向纤维组成（示意图7-11）。

趾间隙是神经瘤和滑囊炎常见发生部位，也可以在这个位置观察（图7-64、图7-65），探头在横切面从内侧到外侧扫查。

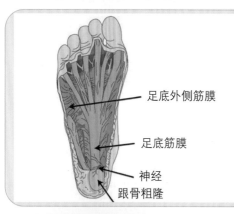

示意图7-11　足底筋膜解剖结构
（图由Dr Akram惠允使用，经Unzag许可印刷）

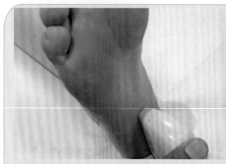

检查足底筋膜。

图7-58　患者体位和探头位置

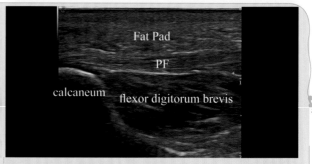

PF：足底筋膜；Fat Pad：脂肪垫；calcaneum：跟骨；flexor digitorum brevis：趾短屈肌。

图7-59　足底筋膜纵切面

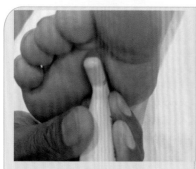

检查趾长屈肌腱。

图7-60　患者体位和探头位置

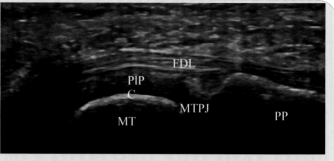

MT：跖骨；FDL：趾长屈肌；PLP：跖板；C：软骨；MTPJ：跖趾关节；PP：近端趾骨。

图7-61　趾长屈肌腱纵切面

病理学

超声检查可显示风湿病的异常病理改变，实现准确诊断。足踝部是风湿病的常见受累部位。

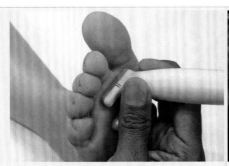 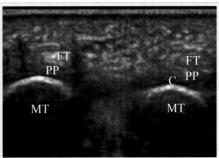

横切面扫查跖趾关节。	MT：跖骨；C：软骨；PP：跖板； FT：屈肌腱。
图7-62 患者体位和探头位置	**图7-63 跖趾关节横切面**

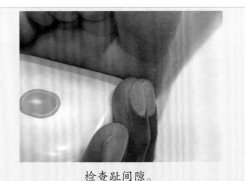

检查趾间隙。

图7-64 患者体位和探头位置

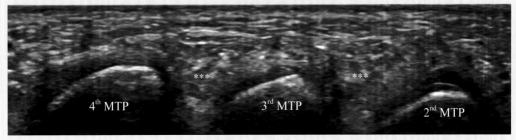

4thMTP：第四跖骨；3rdMTP：第三跖骨；2ndMTP：第二跖骨；***：趾间隙。

图7-65 趾间隙横切面

评估胫距关节、距下关节、前隐窝和侧隐窝、跗骨间关节、跖趾关节、近端趾间关节、远端趾间关节，以发现关节腔积液、滑膜炎和（或）滑膜增厚，也可探及能量多普勒信号。以上现象常出现于类风湿性关节炎、脊柱关节病、晶体相关性关节炎、炎性骨关节炎、败血症性关节炎等关节炎性病变中（图 7-66 至图 7-73）。

操作者通过检查足踝部肌腱（包括伸肌腱和屈肌腱）及韧带，评估腱鞘炎、附着点炎或撕裂。病变常继发于脊柱关节病或类风湿性关节炎，机械性拉伸过度或创伤可导致肌腱及韧带撕裂。肌腱和韧带撕裂超声表现为纤维束连续性中断，呈无回声或低回声，可出现回缩，新发损伤周围可见积液（图 7-74 至图 7-78）。

骨赘的形成是骨关节炎的特征性改变，可发生于远端趾间关节、近端趾间关节及跖趾关节（图 7-79 至图 7-83），使透明软骨变薄。脊柱关节病（图 7-84），如银屑病关

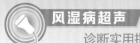
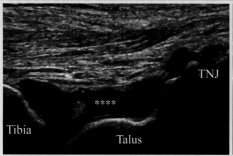

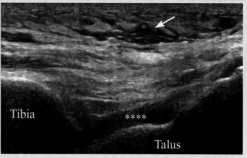

****为广泛增厚的滑膜，需进行加压试验，以确认是否存在积液。Tibia：胫骨；Talus：距骨；TNJ：距舟关节。

图7-66 类风湿性关节炎患者胫距关节纵切面1

****为广泛增厚的滑膜，需进行加压试验，以确认是否存在积液。箭头指示广泛的皮下水肿。Tibia：胫骨；Talus：距骨。

图7-67 类风湿性关节炎患者胫距关节纵切面2

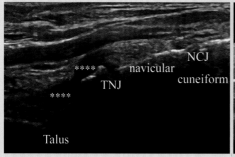

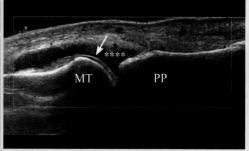

****为距舟关节广泛增厚的滑膜，需进行加压试验，以确认是否存在积液。Talus：距骨；navicular：舟骨；cuneiform：楔骨；TNJ：距舟关节；NCJ：舟楔关节。

图7-68 类风湿性关节炎患者跗骨间关节纵切面

****为跖趾关节广泛增厚的滑膜，需进行加压试验，以确认是否存在积液。箭头指液体界面，勿与痛风的双轨征混淆。MT：跖骨；PP：近节趾骨。

图7-69 类风湿性关节炎患者第一跖趾关节纵切面1

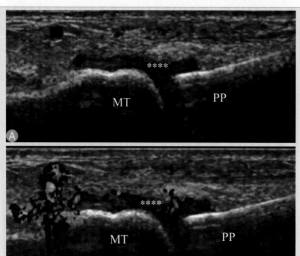

A.灰阶超声图像；B.能量多普勒超声图像。****为广泛增厚的滑膜。MT：跖骨；PP：近节趾骨。

图7-70 类风湿性关节炎患者第一跖趾关节纵切面2

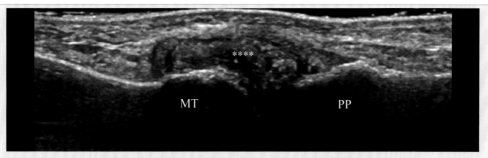

****为广泛增厚的滑膜。MT：跖骨；PP：近节趾骨。

图7-71 类风湿性关节炎患者第一跖趾关节纵切面3

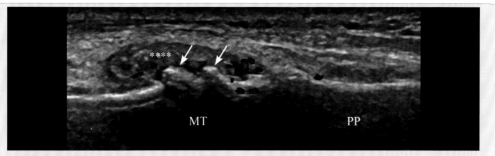

****为广泛增厚的滑膜。箭头指示骨赘形成。本例为炎性关节炎合并骨关节炎。MT：跖骨；PP：近节趾骨。

图7-72 类风湿性关节炎患者第一跖趾关节纵切面4

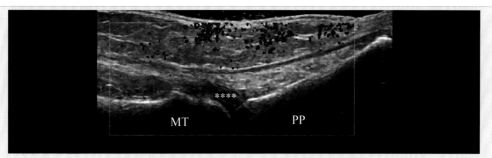

****为广泛增厚的滑膜。MT：跖骨；PP：近节趾骨。

图7-73 类风湿性关节炎患者第二跖趾关节纵切面

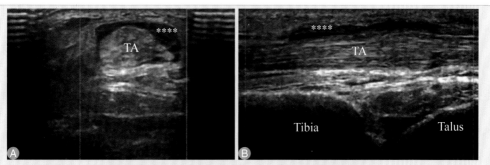

提示腱鞘炎。A.横切面声像图；B.纵切面声像图。****：腱鞘炎；TA：胫骨前肌腱；Tibia：胫骨；Talus：距骨。

图7-74 类风湿性关节炎患者胫骨前肌腱

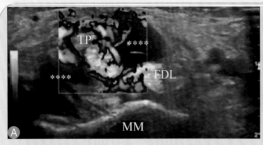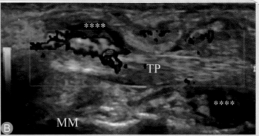

提示腱鞘炎（多普勒超声提示炎症活动期）。A.横切面声像图；B.纵切面声像图。****：腱鞘炎；MM：内踝；TP：胫骨后肌腱；FDL：趾长屈肌。

图7-75 类风湿性关节炎患者胫骨后肌腱

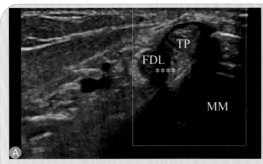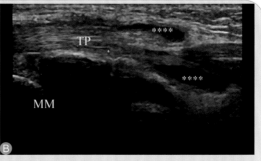

提示腱鞘炎。A.横切面声像图；B.纵切面声像图。****：腱鞘炎；MM：内踝；TP：胫骨后肌腱；FDL：趾长屈肌。

图7-76 类风湿性关节炎患者胫骨后肌腱

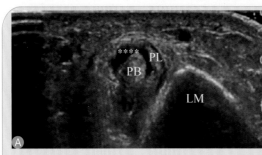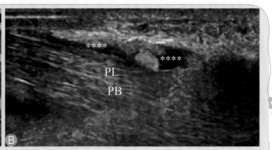

提示腱鞘炎。A.横切面声像图；B.纵切面声像图。****：腱鞘炎；LM：外踝；PB：腓骨短肌腱；PL：腓骨长肌腱。

图7-77 类风湿性关节炎患者腓骨肌腱

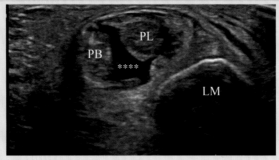

提示腱鞘炎。****：腱鞘炎；LM：外踝；PB：腓骨短肌腱；PL：腓骨长肌腱

图7-78 类风湿性关节炎患者腓骨肌腱的横切面

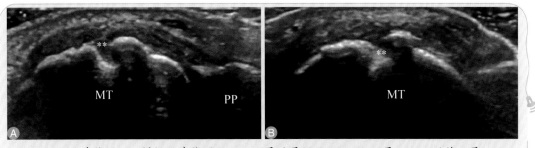

A.纵切面声像图；B.横切面声像图。**：跖骨的骨侵蚀；MT：跖骨；PP：近节趾骨。

图7-79 类风湿性关节炎患者第一跖趾关节

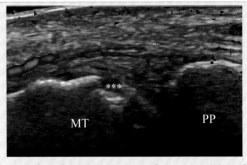

***：跖骨的骨侵蚀；MT：跖骨；PP：近节趾骨。

图7-80 类风湿性关节炎患者第一跖趾关节的纵切面

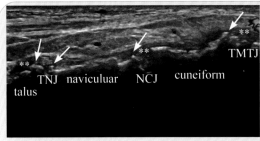

滑膜增厚（**）与骨赘（箭头）相关。TNJ：距舟关节；NCJ：舟楔关节；TMTJ：跗跖关节；talus：距骨；naviculuar：舟骨；cuneiform：楔骨。

图7-81 骨关节炎患者跗骨间关节纵切面

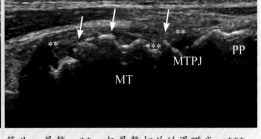

箭头：骨赘；**：与骨赘相关的滑膜炎；***：骨关节炎的骨侵蚀；MT：跖骨；PP：近节趾骨；MTPJ：跖趾关节。

图7-82 骨关节炎患者第一跖趾关节纵切面

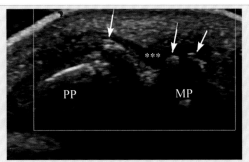

箭头：骨赘；***：与骨赘相关的滑膜炎；PP：近节趾骨；MP：中节趾骨。

图7-83 骨关节炎患者第四趾间关节的纵切面

节炎可累及远端趾间关节，而类风湿性关节炎仅累及近端趾间关节。在本书涉及的内容以外，超声检查也可发现银屑病关节炎的指甲受累。

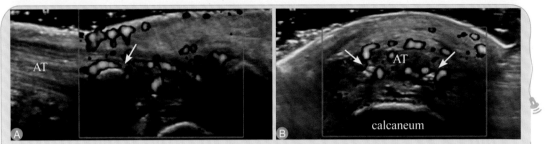

能量多普勒超声显示为活动性病变。箭头：肌腱钙化。A.纵切面声像图；B.横切面声像图。AT：跟腱；calcaneum：跟骨。

图7-84　脊柱关节病患者跟腱

晶体相关性关节炎常累及足踝部（晶体易沉积于温度较低的部位），包括尿酸盐沉积的痛风和焦磷酸钙晶体沉积病（也称假性痛风）。病变位置表现为明亮的高回声，跖趾关节的透明软骨，特别是第一跖趾关节透明软骨呈双轨征，趾间关节也可有痛风石（图7-85至图7-87）。假性痛风中晶体沉积于透明软骨内部，呈玫瑰串珠征象。

对胫神经的评估可证实一些常见疾病的病理改变，如跗管综合征，这与腕管综合征相似，常继发于踝关节滑膜炎。

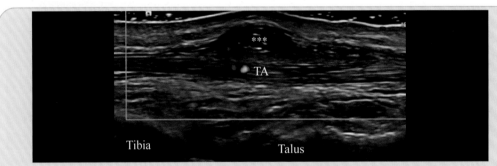

***：其前方的痛风石；Tibia：胫骨；Talus：距骨；TA：胫骨前肌腱。

图7-85　痛风患者胫骨前肌纵切面

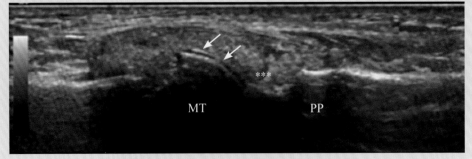

黑箭头指示双轨征。MT：跖骨；PP：近节趾骨。

图7-86　痛风患者第一跖趾关节纵切面

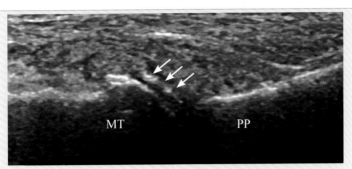

黑箭头指示双轨征。MT：跖骨；PP：近节趾骨。

图7-87 痛风患者第一跖趾关节纵切面

参考文献

（遵从原版图书著录格式）

[1] Hansen JT. Lower limb. Netter's clinical anatomy, Chapter 7, pp. 367–435. Elsevier; 2018.

[2] Paulsen F. Lower extremity. In: Sobotta Atlas of Human Anatomy, Vol.1, 3, 127–242. Urban and Fischer; 2013.

[3] Drake RL, Waze Vogla A, Mitchell AVM. Gray's basic anatomy, 2nd ed. Elsevier; 2017.

[4] Bianchi S, Martinoli C. Ultrasound of the musculo-skeletal system. Springer; 2007.

[5] Filippucci E, Iagnocco A, Meenagh G, et al. Ultrasound imaging for the rheumatologist II. Ultrasonography of the foot and ankle. Clin Exp Rheumatol. 2006;24:118–22.

[6] Wakefield RJ, Balint PV, Szkudlarek M et al. OMERACT 7 special interest group. Musculoskeletal ultrasound including definitions for ultrasonographic pathology. J Rheumatol. 2005;32(12):2485–7.

[7] Moller I, Janta I, Backhaus M, et al. The 2017 EULAR standardized procedures for ultra- sound imaging in rheumatology. Ann Rheum Dis. 2017;76(12):1974–9.

[8] Ruangchaijatuporn T, Gaetke-Udager K, Jacobson JA, Yablon CM, Morag Y. Ultrasound eval- uation of bursae: anatomy and pathological appearances. Skeletal Radiol. 2017;46(4):445–62.

[9] Kaeley GS, Eder L, Aydin SZ, Gutierrez M, Bakewell C. Enthesitis: a hallmark of psoriatic arthritis. In: Seminars in arthritis and rheumatism, vol. 48, no. 1. WB Saunders; 2018. pp. 35–43.

第 8 章

大血管炎超声

Anne Christine Bull Haaversen and
Andreas P. Diamantopoulos

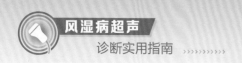
血管超声基础

类风湿性关节炎临床试验的结果测量超声工作组通过对风湿病中大血管血管炎（large vessel vasculitis，LVV）的超声检查结果进行分析，进一步规范了颞动脉和腋动脉炎的定义和超声检查测量标准。制定颅动脉和腋动脉管壁厚度的正常临界值，主要是为了区分血管炎和动脉粥样硬化（表8-1）。

表8-1　颅动脉、腋动脉管壁厚度（mm）临界值

动脉	临界值（mm）
颞浅动脉	0.42
颞动脉额支	0.34
颞动脉顶支	0.29
面动脉	0.37
腋动脉	1.00

出现晕环征时，建议在两个切面上检查颞动脉，并在短轴加压测量避免假阴性（如果在长轴上加压，发炎的动脉可能会滑向一侧）。对于大血管，只需要长轴检查就可以。

超声快速检查巨细胞动脉炎（giant cell arteritis，GCA），可使不可逆视力丧失患者明显减少，此检查方法已在许多国家进行推广，很大程度上改善了巨细胞动脉炎患者的预后。

本章演示的前内侧超声检查技术对所有大血管炎患者的主动脉弓上分支、主动脉弓、升主动脉和腹主动脉进行了完整和系统的检查（示意图8-1）。初步结果表明，该技术在识别巨细胞动脉炎患者（高达所有巨细胞动脉炎患者的79%）的大血管受累方面具有优势。此外，我们使用前内侧超声检查方法作为所有巨细胞动脉炎和多发性大动脉炎（takayasu arteritis，TAK）患者的诊断和随访检查方式，用于确认病情或评估疗效（示意图8-1）。通过记录并比较血管炎前后的变化，来确定内膜-中层厚度（intima-media thickness，IMT）有无差异（包括疗效、损伤或病情进展）。

定义

内膜-中层厚度是"从动脉管腔内侧缘到中膜和外膜交界处的距离"。为了清晰显示颅动脉，需要探头频率 > 15 MHz，而对于主动脉弓上分支动脉，需要探头频率 > 10 MHz。检查大动脉时，需要使用相控阵探头检查升主动脉和主动脉弓，凸阵探头检查腹主动脉和盆腔深部血管。

类风湿性关节炎临床试验的结果测量超声工作组在大血管血管炎标准化中对血管壁改变（晕环征）和压迫征进行了定义，并对定义的可靠性进行了检验。类风湿性关节炎临床试验的结果测量将晕环征定义为"一种凸向管腔的、均匀的、低回声的壁增厚，在纵切面和横切面均可见，横切面的同心圆状增厚尤其常见"。压迫征有助于将颅动脉血管壁炎症与因超声设备调整不佳或使用者操作不当所致的伪像进行区分。根据类风湿性关节炎临床

示意图8-1中的流程图：

转诊患者
- 新发局部头痛
- 视力障碍
- 炎症迹象不清
- 颞动脉异常
- 风湿性多肌痛症状
- 上肢缺血，跛行

24 小时内转诊至快速通道诊所

超声检查
- 颞动脉
- 腋动脉（腋窝入路）

确诊

前内侧超声检查
- 颅动脉（颞部、面部、枕部）
- 大血管
- 颈动脉
- 主干
- 锁骨下动脉
- 腋窝
- 椎体
- 升主动脉
- 主动脉弓
- 腹主动脉

确诊

随访
- 1 个月后第一次评估
- 之后，每 2 个月评估一次直到病情缓解。接下来的第一年每 6 个月评估 1 次
- 之后每年 1 次（对动脉进行综合评价）
- 可疑加重

示意图8-1 大血管炎患者超声评估流程

床试验的结果测量的定义，"受压时仍能看到动脉管壁增厚，与周围组织的中至高回声对比，血管炎引起的增厚的血管壁回声较低"（图 8-21）。

在疑似巨细胞动脉炎的患者中，使用颅动脉和腋动脉内膜-中层厚度的临界值有助于区分血管炎和正常动脉，临界值见表 8-1。

动脉粥样硬化是超声诊断血管炎的主要鉴别诊断之一，被定义为主要在大血管分叉处的低回声、等回声或高回声、不均匀的局部斑块。在一些患者中，动脉粥样硬化可表现为等回声或高回声、均匀的壁增厚，从而难以与慢性血管炎病变区分（图 8-23）。在少数颅血管病例中，可能需要活检以区分血管炎和动脉粥样硬化。

值得注意的是，晕环征并非巨细胞动脉炎独有的特征，也可出现在其他血管炎（抗中性粒细胞抗体相关血管炎、结节性多动脉炎）、感染或其他罕见病例中。

超声检查显示，多发性大动脉炎患者与巨细胞动脉炎患者的管壁回声强度无明显差异。帽征是一种病理性的内膜-中层增厚，累及很长一段动脉，并向下延伸至正常肱动脉，主要见于巨细胞动脉炎患者（图 8-25B）。

观察队列研究表明，在巨细胞动脉炎和多发性大动脉炎患者中受累血管的分布存在显著差异。巨细胞动脉炎主要累及颅、锁骨下和腋动脉，而多发性大动脉炎主要累及左侧颈动脉、左侧锁骨下和腹部动脉。

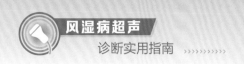

设置和缺陷

◈ 灰阶

在动脉系统的超声检查中，颞动脉的图像深度应保持在 1 ~ 1.5 cm，面部和枕动脉的深度应保持在 2 ~ 2.5 cm。对于弓上动脉，应该调整深度使动脉位于屏幕中间。调整亮度以清晰显示血管壁，并可以通过灰阶调节增益。图像太亮可能会导致错误的结论，即动脉粥样硬化内膜 - 中层厚度的测值增加；而图像太暗，可能会遗漏血管壁的炎症变化。频率应根据血管的深度进行调节。表浅血管需要较高的频率，而深层血管需要较低的频率。

◈ 彩色多普勒

彩色多普勒可以显示血流方向，提高超声的诊断能力，尤其是在狭窄和闭塞的情况下。如果怀疑颅内大血管存在狭窄或闭塞，首选彩色多普勒血流成像检查。多普勒窗口的取样角度最好保持在 30° ~ 60°，在任何情况下都应在 90° 以下，以避免动脉管腔血流显示充盈欠佳。此外，还应该调整彩色多普勒增益，使彩色完全充盈管腔（图 8-1）。

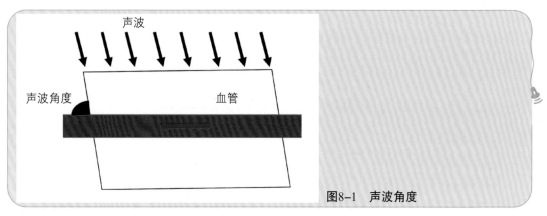

图8-1　声波角度

脉冲重复频率是血管超声的重要功能之一。脉冲重复频率是探头在指定时间内发射的超声波脉冲数量。检查颅动脉需要 2 ~ 3 MHz 的脉冲重复频率，而对于大血管，则需要 4 MHz。

陷井

（1）彩色外溢：彩色出现在动脉管壁外。外溢的原因是彩色增益过高或脉冲重复频率过低（图 8-21）。解决方案：调节彩色增益和脉冲重复频率。

（2）假晕环征：在假晕环征中，增厚区域呈无回声，提醒超声检查人员可能出现调节错误，因为血管炎应显示为低回声，而液体应显示为无回声（此处为血流）（图 8-22）。如果彩色增益低，脉冲重复频率很高，或者彩色取样框方向错误，则会出现假晕环征。在头皮特别是在顶叶区域也会出现假晕环征。解决方案：提高增益，将脉冲重复频率降至约 2.5 kHz，或调节彩色取样框确保与血流方向夹角在 30° ~ 60°（图 8-1）。有毛发的区域应使用大量耦合剂。避免假晕环征最实用的方法是挤压动脉，压迫后残余的低回声组织是增厚的炎性动脉管壁（图 8-20C）。

颅动脉、主动脉弓上动脉和主动脉的超声检查图谱

A 颅动脉

颅内血管解剖结构见示意图 8-2。

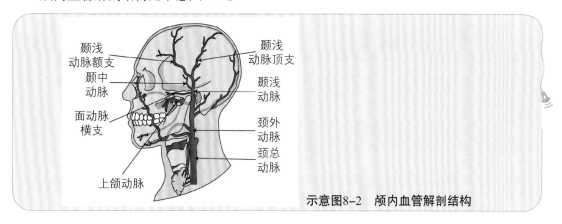

示意图8-2 颅内血管解剖结构

颞动脉

检查颞动脉时探头纵向置于耳前扫查（图 8-2），继而朝向顶支（图 8-3），直到头顶，然后横向转向分叉处。扫查时应纵向识别至额叶区域的额动脉（图 8-4），然后继续横向向后至分叉处结束。

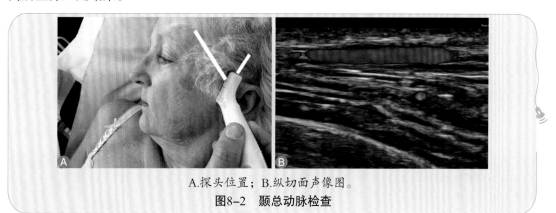

A.探头位置；B.纵切面声像图。

图8-2 颞总动脉检查

面动脉远端

检查面动脉远端时首先在下颌中部的横轴识别面动脉，继续向耳部方向扫查（图 8-5）。

枕动脉

枕动脉位于乳突下方（图 8-6），扫查时探头向头部后方纵向延伸。

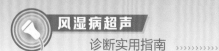

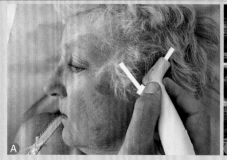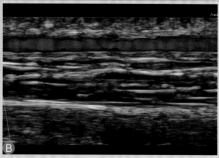

A.探头位置；B.纵切面声像图。

图8-3　颞动脉顶支检查

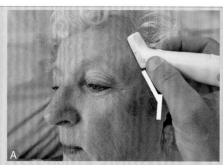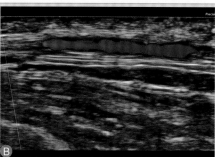

A.探头位置；B.纵切面声像图。

图8-4　颞动脉额支检查

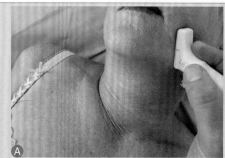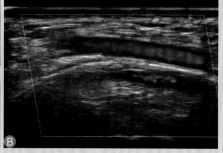

A.探头位置；B.纵切面声像图。

图8-5　面部动脉检查

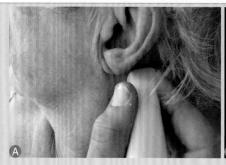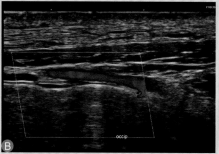

A.探头位置；B.纵切面声像图。

图8-6　枕动脉检查

B. 主动脉弓上分支动脉的超声检查

主动脉弓上分支动脉的超声检查需要使用中频探头显示深层血管（如锁骨下动脉、椎动脉）。相控阵探头应用于检查升主动脉、主动脉弓和主动脉瓣。低频凸阵探头是显示腹主动脉和盆腔深动脉的最佳选择。

操作者在颈部中间的短轴处扫查颈动脉，很重要的一点是识别颈内动脉和颈外动脉，并使用多普勒确认血流状态。

解剖学上将腋动脉根据其与胸小肌的关系分为 3 部分（第一部分为近端或胸小肌上，第二部分为胸小肌后或肩胛下，第三部分为胸小肌远端）。然而，基于实际情况，我们在超声检查中将腋动脉分为两段，以肩胛下动脉为分界点：近端（锁骨至肩胛下动脉）和远端（肩胛下动脉至肱深动脉）（示意图 8-3、示意图 8-4）。

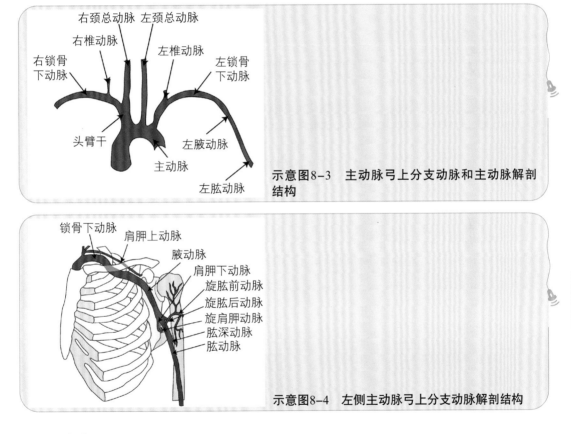

示意图8-3　主动脉弓上分支动脉和主动脉解剖结构

示意图8-4　左侧主动脉弓上分支动脉解剖结构

颈动脉

检查颈动脉时，探头在锁骨上方颈部中部横向放置。颈动脉近端至锁骨，远端至颅底，并且能够区分颈内动脉和颈外动脉（图 8-7）。

椎动脉

椎动脉位于颈动脉的后方和外侧。椎动脉的扫查可以在纵轴识别颈动脉后，将探头略偏向外侧，直至显示椎动脉（图 8-8）。可以使用彩色多普勒识别椎动脉。椎动脉的血流应与颈动脉一致，以排除锁骨下动脉窃血综合征。

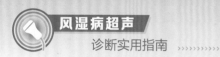
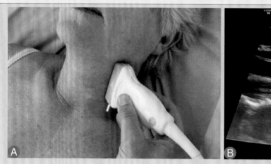
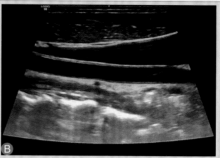

A.探头位置；B.纵切面声像图。

图8-7 颈动脉检查

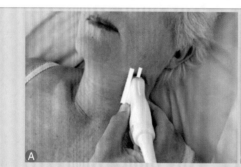
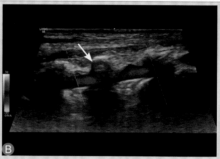

A.探头位置；B.穿过椎体（白箭头）的椎动脉声像图。

图8-8 椎动脉检查

头臂干和锁骨下动脉

探头横切面扫查颈动脉至近端，当探头与锁骨接触时，略微朝向肺部，右侧即显示头臂干长轴（图8-9）。左锁骨下动脉开口于左侧（图8-10），左锁骨下动脉应沿远端追踪至锁骨近端边缘起始口处。

·锁骨下动脉

锁骨下动脉见图8-13。

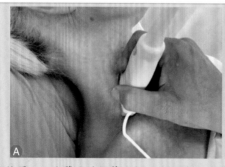
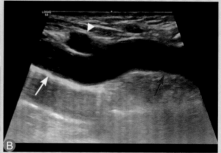

A.探头位置；B.头臂干（红箭头）、右颈总动脉（三角箭头）、右锁骨下动脉（白箭头）声像图。

图8-9 右侧锁骨下动脉检查

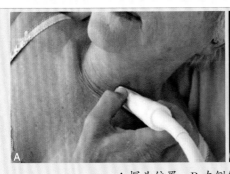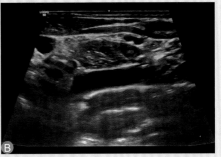

A.探头位置；B.左侧锁骨下动脉声像图。

图8-10　左侧锁骨下动脉检查

· 腋动脉近端

　　探头沿锁骨探查，自锁骨下动脉的远端开始，过锁骨后在三角肌和胸肌之间向下（图 8-11），至肩胛下动脉分支处（图 8-11B）。

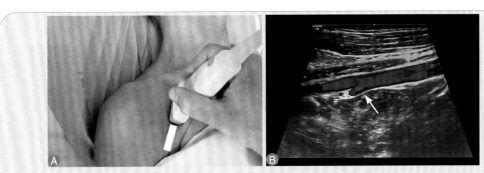

A.探头位置；B.腋动脉（肩胛下动脉-箭头）声像图。

图8-11　腋动脉近端检查

· 腋动脉远端

　　腋动脉远端检查需要探头向前内侧移动，腋动脉远端起自肩胛下动脉分支处（图 8-12），位于肱二头肌深方，与腋窝处相比，位置更深。血管的前后壁均可清晰显示。由于腋动脉的位置比较表浅，腋窝处探查可以清晰显示腋动脉。探头纵向置于肱二头肌和肱三头肌之间（图 8-13）。由于混响伪像，血管前壁显示欠清晰，可以通过彩色多普勒判断血管前壁的受累情况（示意图 8-5）。

🔹 C. 主动脉

　　主动脉扫查需要使用低频探头。升主动脉可以通过相控阵探头在左侧胸骨旁纵切面（图 8-14）扫查，主动脉弓可以在胸骨上切迹处（图 8-15）扫查。腹主动脉扫查需要使用凸阵探头，通过肋下横切面扫查腹主动脉（图 8-16），探头移动至脐部转为纵切面扫查髂总动脉分叉处。经胸超声扫查无法清晰显示降主动脉。

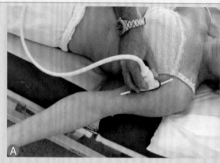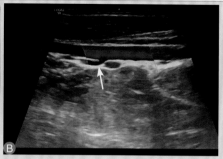

A.探头位置，前内侧入路；B.腋动脉远端及肱动脉声像图（包括肱深动脉−箭头）。

图8−12　腋动脉远端检查

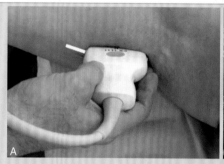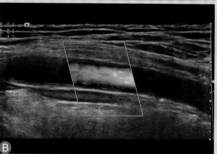

A.探头位置；B.腋动脉远端和肱动脉声像图（包括肱深动脉）。

图8−13　腋下入路检查腋动脉远端

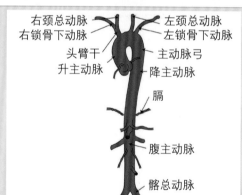

右颈总动脉　　左颈总动脉
右锁骨下动脉　　左锁骨下动脉
头臂干　　主动脉弓
升主动脉　　降主动脉
膈
腹主动脉
髂总动脉

示意图8−5　主动脉分支解剖结构

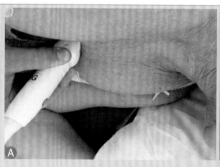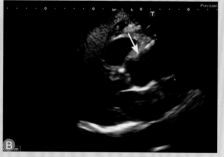

A.探头位置；B.升主动脉声像图（箭头）。

图8−14　升主动脉和主动脉瓣检查

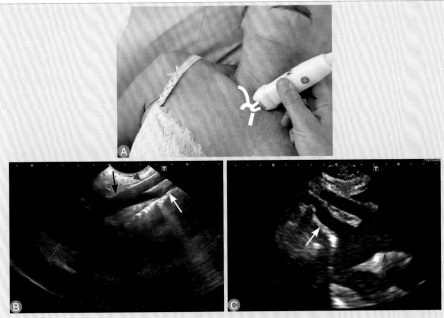

A.探头位置；B.头臂干（黑箭头）、颈总动脉（红色三角箭头）、锁骨下动脉（白箭头）、主动脉（红箭头），右侧；C.颈总动脉（红色三角箭头）和锁骨下动脉（白箭头）、主动脉（红箭头），左侧。

图8-15　主动脉弓检查

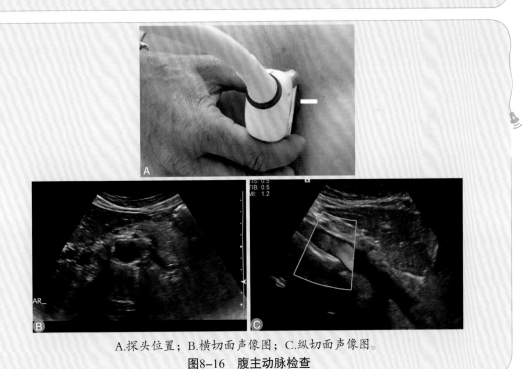

A.探头位置；B.横切面声像图；C.纵切面声像图。

图8-16　腹主动脉检查

D. 伪像

见图 8-17 至图 8-19。

彩色多普勒成像显示颜色过多，覆盖血管壁。

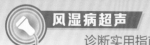
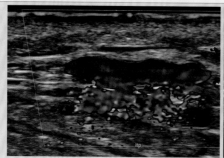

信号外溢，覆盖血管壁。

图8-17 彩色多普勒血流信号外溢

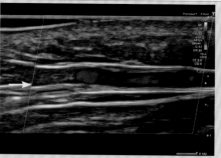

假晕环征：彩色多普勒增益过低，脉冲重复频率过高或错误的取样角度（箭头）使血流信号末充满管腔。

图8-18 彩色多普勒血流信号缺损

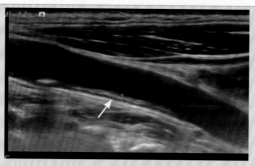

箭头示内中膜增厚处

图8-19 颈动脉粥样硬化

病理

◉ A. 颅内动脉

见图 8-20、图 8-21。

◉ B. 主动脉弓上分支动脉

见图 8-22 至图 8-27。

◉ 其他血管炎

见图 8-28。

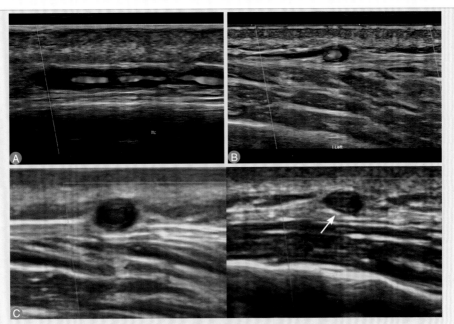

A.纵切面声像图；B.横切面声像图；C.压缩征阳性（箭头）。

图8-20　新发巨细胞动脉炎颞总动脉内膜-中层增厚

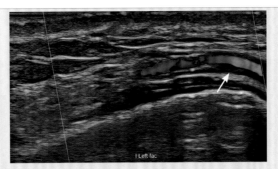

图8-21　面动脉内膜-中层增厚，纵切面（箭头）

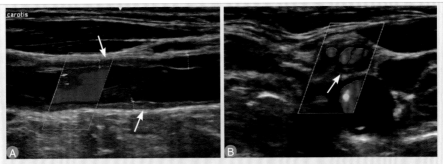

A.颈总动脉（箭头）；B.颈外动脉（箭头显示内膜-中层增厚处）。

图8-22　新发巨细胞动脉炎

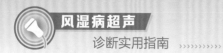
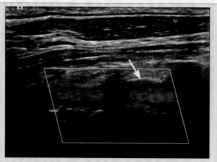

箭头显示内膜-中层增厚处。

图8-23 椎动脉

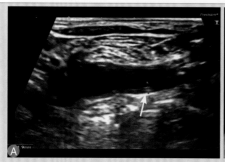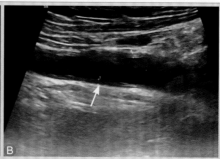

箭头显示内膜-中层增厚处。A.左锁骨；B.右锁骨。

图8-24 锁骨下动脉

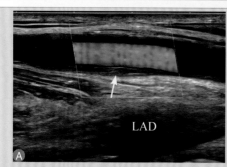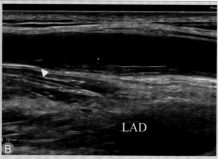

腋窝扫查。A.腋动脉远端；B.腋动脉远端。帽征（三角箭头示动脉远端）。

图8-25 巨细胞动脉炎患者腋动脉炎（箭头）

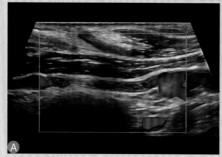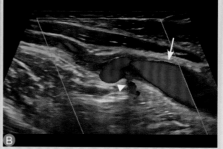

A.腋动脉远端；B.腋动脉近端。前内侧扫查，注意位于肩胛下动脉（白色三角箭头）远端的腋动脉动脉瘤（箭头）。

图8-26 病程较长的巨细胞动脉炎患者腋动脉闭塞

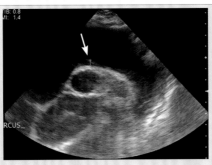

箭头显示内膜-中层增厚处（厚度5 mm）。

图8-27　新发巨细胞动脉炎患者主动脉弓

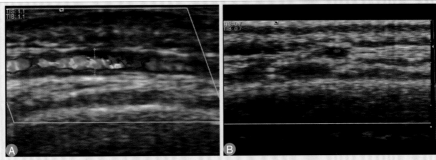

A.肉芽肿性多血管炎；B.结节性多动脉炎。

图8-28　颞动脉顶支内膜-中层增厚

参考文献

（遵从原版图书著录格式）

[1] Dejaco C, Ramiro S, Duftner C, Besson FL, Bley TA, Blockmans D, et al. EULAR recom- mendations for the use of imaging in large vessel vasculitis in clinical practice. Ann Rheum Dis. 2018;77(5):636-43

[2] Duftner C, Dejaco C, Sepriano A, Falzon L, Schmidt WA, Ramiro S. Imaging in diag- nosis, outcome prediction and monitoring of large vessel vasculitis: a systematic liter-ature review and meta-analysis informing the EULAR recommendations. RMD Open. 2018;4(1):e000612.

[3] Chrysidis S, Duftner C, Dejaco C, Schafer VS, Ramiro S, Carrara G, et al. Definitions and reliability assessment of elementary ultrasound lesions in giant cell arteritis: a study from the OMERACT Large Vessel Vasculitis Ultrasound Working Group. RMD Open. 2018;4(1):e000598.

[4] Schafer VS, Juche A, Ramiro S, Krause A, Schmidt WA. Ultrasound cut-off values for intima-media thickness of temporal, facial and axillary arteries in giant cell arteritis. Rheumatology (Oxford). 2017;56(9):1632.

[5] Diamantopoulos AP, Haugeberg G, Lindland A, Myklebust G. The fast-track ultrasound clinic for early diagnosis of giant cell arteritis significantly reduces permanent visual impairment: towards a more effective strategy to improve clinical outcome in giant cell arteritis? Rheumatology (Oxford). 2015.

[6] Patil P, Williams M, Maw WW, Achilleos K, Elsideeg S, Dejaco C, et al. Fast track pathway reduces sight loss in giant cell arteritis: results of a longitudinal observational cohort study. Clin Exp Rheumatol. 2015;33(2 Suppl 89):S-103–6.

[7] Diamantopoulos A, Haaversen AB. 085. The anteromedial ultrasound examination of the large supraaortic vessels identifies higher rates of large vessel involvement than previous reported in patients with giant cell arteritis. Rheumatology. 2019;58 Suppl 2:kez058.25.

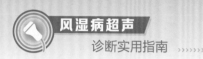
[8] Haaversen AB HV, Nabizadeh S, Slagsvold A, Diamantopoulos AP. Ultrasound to monitor treatment response in large vessel giant cell arteritis. Arthritis Rheumatol. 2019;71.

[9] Touboul PJ, Hennerici MG, Meairs S, Adams H, Amarenco P, Bornstein N, et al. Mannheim carotid intima-media thickness and plaque consensus (2004–2006–2011). An update on behalf of the advisory board of the 3rd, 4th and 5th watching the risk sym- posia, at the 13th, 15th and 20th European Stroke Conferences, Mannheim, Germany, 2004, Brussels, Belgium, 2006, and Hamburg, Germany, 2011. Cerebrovascular diseases. 2012;34(4):290–6.

[10] Terslev L, Diamantopoulos AP, Dohn UM, Schmidt WA, Torp-Pedersen S. Settings and artefacts relevant for Doppler ultrasound in large vessel vasculitis. Arthritis Res Ther. 2017;19(1):167.

[11] Schafer VS, Chrysidis S, Dejaco C, Duftner C, Iagnocco A, Bruyn GA, et al. Assessing Vasculitis in Giant Cell Arteritis by Ultrasound: Results of OMERACT Patient-based Reliability Exercises. J Rheumatol. 2018;45(9):1289–95.

[12] Aschwanden M, Daikeler T, Kesten F, Baldi T, Benz D, Tyndall A, et al. Temporal artery compression sign–a novel ultrasound finding for the diagnosis of giant cell arteritis. Ultraschall Med. 2013;34(1):47–50.

[13] Fernandez-Fernandez E, Monjo-Henry I, Bonilla G, Plasencia C, Miranda-Carus ME, Balsa A, et al. False positives in the ultrasound diagnosis of giant cell arteritis: some diseases can also show the halo sign. Rheumatology (Oxford). 2020.

[14] Diamantopoulos AP, Haugeberg G, Hetland H, Soldal DM, Bie R, Myklebust G. The diag- nostic value of color Doppler ultrasonography of temporal arteries and large vessels in giant cell arteritis: A consecutive case series. Arthritis care & research. 2013.

[15] Chrysidis S, Lewinski M, Schmidt WA. Temporal arteritis with ultrasound halo sign in eosinophilic granulomatosis with polyangiitis. Rheumatology (Oxford). 2019;58(11):2069–71.

[16] Dasgupta B, Smith K, Khan AAS, Coath F, Wakefield RJ. Slope sign': a feature of large vessel vasculitis? Ann Rheum Dis. 2019;78(12):1738.

[17] Milchert M, Brzosko M, Bull Haaversen A, Diamantopoulos AP. Correspondence to 'Slope sign': a feature of large vessel vasculitis? Ann Rheum Dis. 2019.

[18] Gribbons KB, Ponte C, Carette S, Craven A, Cuthbertson D, Hoffman GS, et al. Patterns of Arterial Disease in Takayasu's Arteritis and Giant Cell Arteritis. Arthritis care & research. 2019.

[19] De Miguel E, Beltran LM, Monjo I, Deodati F, Schmidt WA, Garcia-Puig J. Atherosclerosis as a potential pitfall in the diagnosis of giant cell arteritis. Rheumatology (Oxford). 2018;57(2):318–21.

第 **9** 章

唾液腺

Iustina Janţă

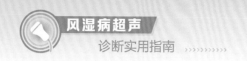
患者体位

评估大唾液腺（示意图9-1），嘱患者取仰卧位，颈部过伸，头部转向对侧。

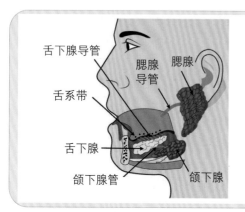

示意图9-1　唾液腺解剖结构

颌下腺位于下颌下三角后部，下颌下三角由二腹肌的前、后腹和下颌骨体部构成。

对于颌下腺的评估（示意图9-2），探头在起始点呈纵向，平行于下颌体中点的下方（图9-1、图9-2），继而向中部及远端扫查，以评估整个腺体实质。然后探头改为横向，由前向后扫查（图9-3）。颌下腺可与腮腺相接，面动脉可作为二者的分界标志。面动脉可在颌下腺体实质内穿行（图9-4）。

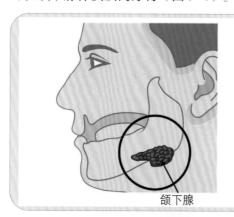

示意图9-2　颌下腺解剖结构

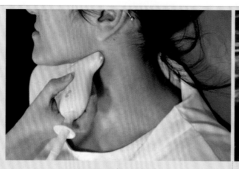

纵切面扫查颌下腺。

图9-1　患者体位和探头位置（起点）

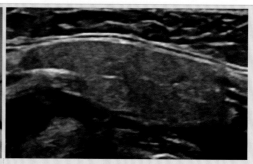

图9-2　颌下腺纵切面

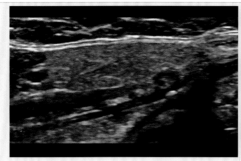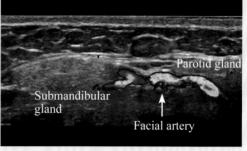

显示颌下腺与腮腺之间的面动脉（箭头）。
Submandibular gland：颌下腺；Facial artery：
面动脉；Parotid gland：腮腺。

图9-3 颌下腺横切面　　图9-4 颌下腺纵切面

　　腮腺（示意图9-3）位于下颌后窝，在耳部及胸锁乳突肌的前方。浅叶部分覆盖下颌支，深叶局部受下颌支声影干扰可能无法评估。深叶及浅叶的分界被认为是包含面神经的平面，由于该神经在声像图中不易被看到，下颌后静脉（位于面神经干的上方）可作为一个分界标志。

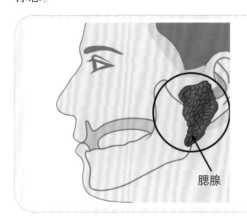

示意图9-3 腮腺解剖结构

　　对于腮腺的评估，探头呈纵向，起始点在下颌支至乳突之间（图9-5、图9-6），由前向后扫查。然后探头改为横向，在耳屏至下颌角之间（图9-7、图9-8），由近端向远端扫查。

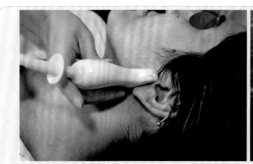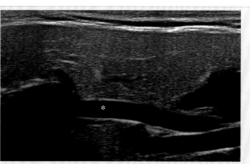

纵切面扫查腮腺。　　　　*：下颌后静脉。
图9-5 患者体位和探头位置（起点）　图9-6 腮腺纵切面

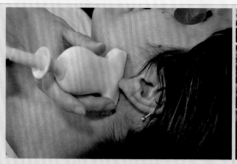

扫查横切面腮腺。

图9-7　患者体位和探头位置（起点）　　　　图9-8　腮腺横切面

唾液腺的正常回声强度通常与正常甲状腺的回声相比较，如果甲状腺有改变，则可与毗邻肌肉回声相对比，唾液腺的回声更高。正常情况下可以看到腺体内及腺周围的淋巴结（图9-9），利用多普勒超声评估的重点在于评估淋巴结的形态及有无高回声门结构。

舌下腺非常小，且对干燥综合征的诊断没有帮助。

大唾液腺的评估使用线阵探头，频率通常在 10 ～ 15 MHz。

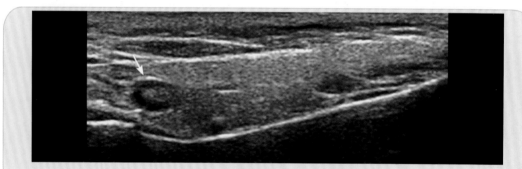

图9-9　腮腺纵切面声像图上显示正常淋巴结（箭头）

病理学

一些急性（如化脓性或阻塞性唾液腺炎）或慢性（如干燥综合征、结节病、结核）唾液腺疾病可以通过超声进行诊断。本章将重点讨论干燥综合征引起的变化。

干燥综合征是一种以淋巴细胞浸润和泪腺及唾液腺破坏为特征的慢性自身免疫性疾病。一半以上患者还会出现全身受累情况（如肺脏、神经、肾脏或血液），而继发于唾液腺及泪腺破坏引起的症状是本病的主要表现。

原发性干燥综合征要结合一些临床体征和症状，唾液腺受累表现，以及自身抗体的检测来诊断。目前用于评估唾液腺功能及结构的方法包括唾液流率测定、唾液腺造影术、核素显像、小唾液腺活检及核磁共振成像。自 20 世纪最后 10 年以来，人们发现超声在原发性干燥综合征中有特定的声像图变化。超声具有快速、可重复、无创及无辐射的优点。因此，超声被认为是评估干燥综合征患者的一种有价值的工具。

通常，颌下腺及腮腺都通过超声来进行评估。干燥综合征患者唾液腺受累呈双侧对称性。

评估的主要内容是腺体实质的回声强度及均匀性。其他变化包括唾液腺的大小、后缘的显示度、钙化、线状高回声、低回声和（或）无回声区及异常淋巴结。

在干燥综合征的研究中，研究者对唾液腺受累情况进行了若干评分，这些评分系统均包括回声强度和均匀性，包含的其他特征则不尽相同。回声强度通常被评定为正常或异常（图 9-10）。腺体内存在低回声和（或）无回声区定义为异质性。根据评分（图 9-11 至图 9-15），采用半定量量表的方法分为 0 级（正常）到 2 级到 4 级（标记）。大多数研究中，轻度的异质性（1 级）被视为正常变异（图 9-16）。

一些研究已经印证了唾液腺超声在诊断中的有效性。在对 29 项研究的系统回顾中显示，联合灵敏性和特异度分别为 69% 和 92%。此外，最近的一项研究表明，唾液腺超声与腮腺及唇部活检之间具有良好的绝对一致性（分别为 83% 和 79%），并且也有很好的

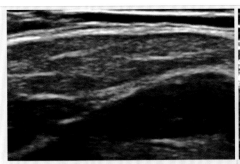

图9-10　颌下腺纵切面声像图显示回声强度异常

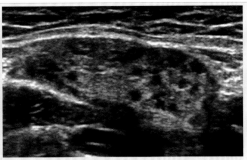

图9-11　颌下腺纵切面声像图显示腺体实质的中度至高度异质性

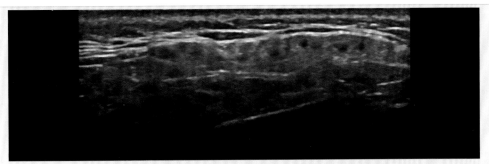

图9-12　腮腺纵切面声像图显示腺体实质的中度异质性

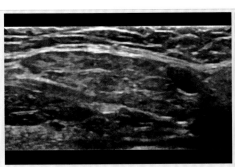

图9-13　颌下腺纵切面声像图显示腺体实质的高度异质性

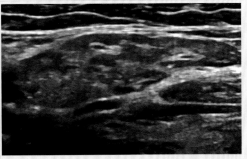

图9-14　颌下腺纵切面声像图显示腺体实质的中度至高度异质性

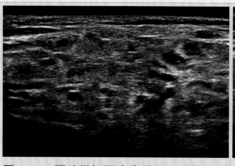 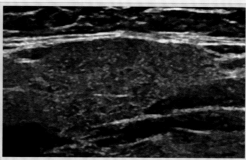

图9-15　腮腺纵切面声像图显示腺体实质的中度异质性　　图9-16　腮腺纵切面声像图显示腺体实质的轻度异质性

灵敏性与特异度。另一项研究发现异常的唾液腺超声表现与自身免疫、欧洲抗风湿联盟干燥综合征疾病活动指数（EULAR Sjögren's syndrome diease activity index，ESSDAI）值及系统性疾病之间存在显著相关性，且伴有较高水平的淋巴瘤的风险标志物（腮腺肿大、皮肤血管炎、血液 CD4[+]T 细胞）。

然而，目前尚无足够的数据支持唾液腺超声可应用于该病的监测及预后。这主要是因为炎症和慢性纤维化损伤难以区分。尽管如此，有两项研究比较了利妥昔单抗与安慰剂治疗患者唾液腺超声的反应度（利妥昔单抗在原发性干燥综合征中的耐受性和有效性试验和原发性干燥综合征患者抗 B 细胞治疗试验研究）。两项研究结果不一致，尽管二者都观察到了唾液腺超声的改善，不同的是前者观察到腮腺回声结构的改善，后者则观察到唾液腺后缘显示度的改善。

总之，唾液腺超声对于干燥综合征患者来说是一种有价值的诊断工具，腺体实质的异质性是其最典型的特征。

参考文献

（遵从原版图书著录格式）

[1] Theander E, Mandl T. Primary Sjögren's syndrome: diagnostic and prognostic value of salivary gland ultrasonography using a simplified scoring system. Arthritis Care Res. 2014;66:1102–7.

[2] Delli K, Dijkstra P, Stel A, Bootsma H, Vissink A, Spijkervet F. Diagnostic properties of ultrasound of major salivary glands in Sjögren's syndrome: a meta-analysis. Oral Dis. 2015;21:792–800.

[3] Mossel E, Delli K, van Nimwegen JF, et al. Ann Rheum Dis. 2017;76:1883–9.

[4] Fisher BA, Everett CC, Rout J, et al. Effect of rituximab on a salivary gland ultrasound score in primary Sjögren's syndrome: results of the TRACTISS randomised double-blind multicen- tre substudy. Ann Rheum Dis. 2018;77:412–6.

[5] Jousse-Joulin S, Devauchelle-Pensec V, Cornec D, et al. Brief report: Ultrasonographic assessment of salivary gland response to rituximab in Primary Sjögren's syndrome. Arthritis Rheumatol. 2015;67:1623–8.

第10章

肺部超声

Juan Carlos Nieto-González

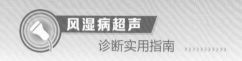
前言

自 20 世纪末以来，肺部超声已被应用于评估肺水肿和气胸。目前，随着超声仪器性能的改进，图像的质量得以改善，超声在肺部评估中的应用价值得到了相应的提高。肺部超声经常用于重症监护病房、肺脏和心脏病，以评估肺水肿（无论何种原因）和气胸，但自 21 世纪初以来，肺部超声还应用于结缔组织疾病，特别是系统性硬化症相关间质性肺疾病。

肺部超声检查结果

由于肺部内有气体，肺部超声通常无法评估肺实质。然而，当肺炎发生在肺部的边缘区域，并出现胸膜炎、间质性肺病或气胸时，肺部超声已被证明对肺的评估非常有帮助。

正常肺部超声显示一条随呼吸移动的高回声线，以及胸膜深部规则平行的高回声反射线（"A"线）（图 10-1）。"A"线是胸膜的正常伪像，不应被视为病理性的。

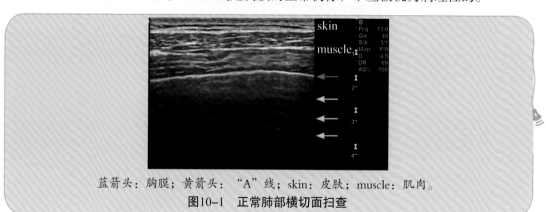

蓝箭头：胸膜；黄箭头："A"线；skin：皮肤；muscle：肌肉。

图10-1　正常肺部横切面扫查

如前所述，在风湿病学中，肺部超声的应用更晚，并主要集中于系统硬化症相关间质性肺病的评估。肺水肿和间质性肺病在肺部超声检查时都会产生相似的声像图表现，在肺胸膜中可以看到彗星尾征或"B"线伪像。彗星尾征或"B"线伪像是垂直于胸膜并自胸膜向下的高回声线（图 10-2A）。通常，"B"线可以是单发的，也可以多条"B"线沿着胸膜分散分布，但有时许多"B"线彼此非常接近，从而形成宽带样图像（图 10-2B）。

肺部超声还可以检测胸膜不规则，超声检测胸膜不规则与"B"线具有与高分辨率计算机断层扫描（high resolution computed tomography，HRCT）相同的灵敏性，但胸膜不规则对间质性肺病更具特异性。胸膜不规则可被视为胸膜增厚和胸膜缺损，同时随呼吸而运动（图 10-2C）。

如何进行肺部超声检查

肺部超声可以使用凸阵探头或线阵探头完成扫查，探头频率范围为 8 ~ 13 MHz，但是，作者建议使用频率为 12 ～ 13MHz 的线阵探头。

　　患者可以仰卧在诊床上或坐在凳子上。我们应该评估前后胸壁的肋间隙（示意图 10-1）。肺部超声评估可以进行纵切面（图 10-3A）与横切面（图 10-3B）的扫查。纵切面显示肋骨的副皮质，在肋骨之间可以探测到肺胸膜。横切面显示了肋间隙，避开了肋骨的骨皮质。首选横切面扫查，因为可以评估较大范围的胸膜，但前胸壁的肋软骨区除外（图 10-3C）。

　　前胸壁检查应包括右侧第二至第四肋间隙和左侧第二至第四肋间隙（图 10-4A、图 10-4B）。后胸壁检查应包括第七颈椎到肺底（第九或第十胸椎）的椎旁肋间隙（图 10-4C、图 10-4D）。在最后一个肋间隙中，应完整评估从椎旁到腋窝的整个肋间隙区域。

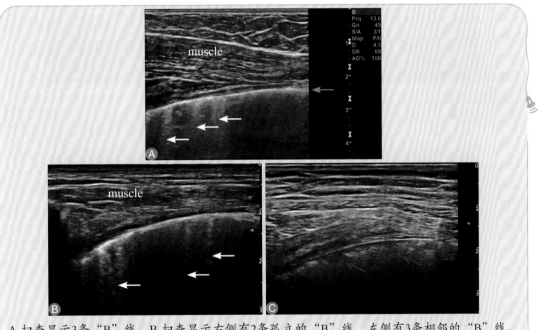

A.扫查显示3条"B"线。B.扫查显示右侧有2条孤立的"B"线，左侧有3条相邻的"B"线。C.扫查显示胸膜不规则。蓝箭头：胸膜；白箭头："B"线。红箭头：胸膜不规则；muscle：肌肉。

图10-2　肺部横切面

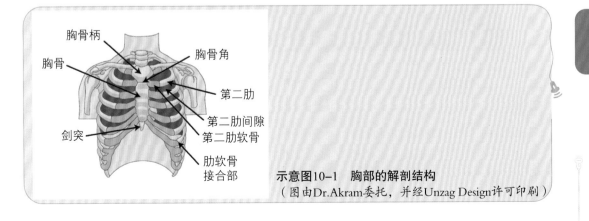

示意图10-1　胸部的解剖结构
（图由Dr.Akram委托，并经Unzag Design许可印刷）

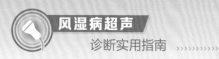

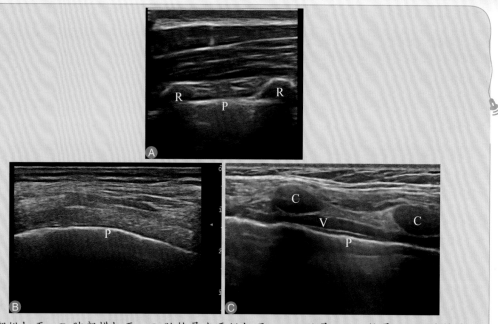

A.肺部纵切面；B.肺部横切面；C.肋软骨水平纵切面。R：肋骨；C：软骨；V：胸静脉；P：胸膜。

图10-3　正常肺部扫查和肋软骨扫查

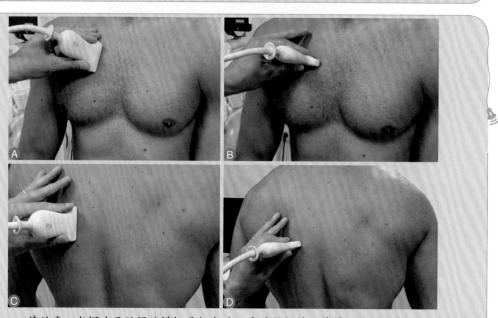

请注意，当探头于肋间隙横切面扫查时，应稍微倾斜以获得正确的图像。

图10-4　采用纵切面（A、C）和横切面（B、D）的扫查方法对前（A、B）后（C、D）胸壁进行检查

　　肺部超声的主要局限性是耗时，需要 20 ～ 30 分钟才能完成全部检查。然而，一些作者提出了一种简化的肺部超声的检查方法，可以保持良好的灵敏性和特异度，只需 8.5 分钟即可完成。简化检查包括对前胸壁的双侧锁骨中线至腋窝的第四肋间隙、后胸壁第四肋的椎旁间隙及后胸壁八个肋间隙的完整评估。

如何解读肺部超声

肺部超声具有良好的观察者内与观察者间可靠性（k: > 0.8）。肺部超声对于系统性硬化症相关间质性肺疾病的检测也具有较高的敏感度与特异度(几乎 100%的阴性预测值)。这些特点使肺部超声成为结缔组织疾病，尤其是系统性硬化症中早期间质性肺疾病的完美筛查手段。此外，肺部超声和高分辨率计算机断层扫描在检测间质性肺病方面的相关程度非常高，一致性为 83%。一些作者还证明了对于较差的一氧化碳弥散量患者，"B"线与毛细血管镜检查结果之间的相关性。

在评估肺胸膜时，出现少量"B"线（完整检查中小于 6 条）应视为正常。判断病理性的临界点是 10 条"B"线（灵敏性 96.3%，特异性 92.3%），通常需要高分辨率计算机断层扫描来证实。在检测到 6 ～ 10 条"B"线时，则无法确定结果，应该结合临床症状和一氧化碳弥散量一起考虑。炎性肌病会产生更多、更大范围的胸膜不规则，并伴有"B"线，是这些疾病的一个非常特殊的表现（图 10-5）。在类风湿性关节炎中，间质性肺病可能出现在 25% ～ 30%的患者中，然而有症状者不到 5%。在某些情况下，当肺部超声检测到"B"线，但胸膜正常时，则有助于对该疾病的早期诊断（图 10-6）。在结缔组织疾病中也可以检测到类似的图像。

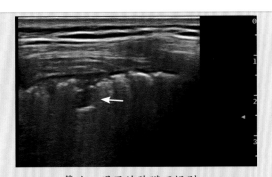

箭头：明显的胸膜不规则。

图10-5　1例MDA-5肌病患者的肺部横切面

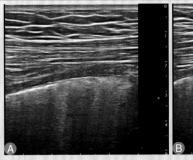 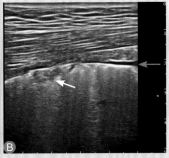

56岁男性，6个月前被诊断为类风湿性关节炎和慢性咳嗽。A.红箭头为"B"线；B.显示胸膜（蓝箭头）不规则。

图10-6　右肺基底部的横切面

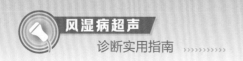
关键信息

·肺部超声操作简便、可靠，但可能很耗时。有人提出了一种用时更短、更简洁的检查方法。

·肺部超声评估应包括前后胸壁。

·"B"线和胸膜不规则是应用肺部超声进行评估的主要发现。

·由于肺部超声的高灵敏性和高阴性预测值，它在间质性肺病筛查中非常有用。然而，肺部超声并不排除对高度疑似患者进行高分辨率计算机断层扫描检查的必要性。

参考文献

（遵从原版图书著录格式）

[1] Lichtenstein D, Mézière G, Biderman P, et al. The comet-tail artifac. An ultrasound sign of alveolar-interstitial syndrome. Am J Respir Crit Care Med. 1997;156:1640–6.

[2] Wang Y, Gargani L, Barskova T, et al. Usefulness of lung ultrasound B-lines in connec- tive tissue disease-associated interstitial lun disease: a literature review. Arthritis Res Ther. 2017;19:206.

[3] Gargani L, Doveri M, D'Errico L, et al. Ultrasound lung comets in systemic sclerosis: a chest sonography hallmark of pulmonary interstitial fibrosis. Rheumatology (Oxford) 2009;48:1382–7.

[4] Ferro F, Delle SA. The use of ultrasound for assessing interstitial lung involvement in connec- tive tissue diseases. Clin Exp Rheumatol. 2018;36:S165–70.

[5] Gargani L, Volpicelli G. How I do it: lung ultrasound. Cardiovascular Ultrasound. 2014;12:25.

[6] Gutierrez M, Salaffi F, Carotti M, et al. Utility of a simplified ultrasound assessment to assess interstitial pulmonary fibrosis in connective tissue disorders- preliminary results. Arthritis Res Ther. 2011;13:R134.

[7] Barskova T, Gargani L, Guiducci S, et al. Lung ultrasound for the screening of interstitial lung disease in very early systemic sclerosis. Ann Rheum Dis. 2013;72:390–5.

[8] Gigante A, Rossi Fanelli F, Lucci S, et al. Lung ultrasound in systemic sclerosis: correlation with high-resolution computed tomography, pulmonary function tests and clinical variables of disease. Intern Emerg Med. 2016;11:213–7.

[9] Gargani L, Doveri M, D'Errico L, et al. Ultrasound lung comets in systemic sclerosis: a chest sonography hallmark of pulmonary interstitial fibrosis. Rheumatology (Oxford). 2009;48:1382–7.